P. J. Möbius

Die Hoffnungslosigkeit aller Psychologie

Elibron Classics
www.elibron.com

Elibron Classics series.

ISBN 0-543-70759-8 (paperback)
ISBN 0-543-70758-X (hardcover)

This Elibron Classics Replica Edition is an unabridged facsimile of the edition published in 1907 by Carl Marhold, Halle.

Die Hoffnungslosigkeit aller Psychologie.

Von

P. J. Möbius.

Zweite Auflage.

Halle a. d. S.
Verlag von Carl Marhold.
1907.

Inhalt.

Vorbemerkung.

Wenn ich von Psychologie rede, so gebrauche ich das Wort in dem jetzt allgemein üblichen Sinne, in dem es eine sich nur auf Erfahrung gründende Wissenschaft bedeutet, und diese empirische Psychologie nenne ich hoffnungslos. Ich will damit natürlich nicht sagen, dass sie werthlos sei. Vielmehr soll der grosse Werth ihrer Leistungen durchaus nicht angetastet werden, nur ihrer Selbstgenügsamkeit trete ich entgegen. Wenn sie von der Philosophie nichts mehr wissen will, sich als selbständige Naturwissenschaft ansieht und ungefähr das zu leisten beansprucht, was die Physik auf ihrem Felde leistet, so vergisst sie, dass wir der äusseren Erfahrung ganz anders gegenüberstehen als der inneren, dass die Ergebnisse dieser immer dürftig und lückenhaft bleiben. Wenn ein junger Mensch sich der Psychologie nähert, so hofft er befriedigenden Aufschluss über das Seelenleben zu erhalten, diese Hoffnung aber kann die empirische Psychologie nimmermehr erfüllen. Sie lehrt dieses, sie lehrt jenes, ihre Lehren sind zum Theile auch practisch werthvoll, aber man wird nicht satt dabei. Scheinbar steht alles herrlich, überall wird mit dem grössten Eifer gearbeitet, auf der ganzen Erde entstehen psychologische Laboratorien, und die Literatur ist zu einem kaum mehr übersehbaren Strome angeschwollen. Aber alles, was herauskommt, ist, derb gesagt, Kleinkram. Wäre es so, dass die Häufung der Erörterungen und Versuche nur die nothwendige Vorarbeit wäre, dass man es mit der Masse zwingen könnte, so wäre ja alles gut, aber in Wirklichkeit gelangt man auf dem jetzt eingeschlagenen Wege nie zum Ziele, weil die Lücken unserer Einsicht auch durch eine bis ins Unendliche vermehrte Kleinarbeit nicht ausgefüllt werden können. Entweder muss die Psychologie dürr und oberflächlich bleiben, oder sie muss die Metaphysik zu Hilfe rufen. Das ist es, worauf ich hinaus will. Aber, heisst es, wir sind streng wissenschaftlich, und Metaphysik ist doch keine Wissenschaft! Will jemand von einem Schlusse, der über die Möglichkeit der Erfahrung hinausgeht, nichts wissen, so ist das seine Sache, aber er hat kein Recht, den anderen unwissenschaftlich zu nennen. Wissenschaftlich und gewissenhaft sind doch mit einander verwandt. Wenn jemand gewissenhaft prüft, wie weit die Erfahrung trägt, und dann mit Hinweis auf die Grenze und im Sinne der Erfahrung gewissenhaft Vermuthungen über das Unerfahrbare bildet, so verfährt er ebenso wissenschaftlich wie einer, der Statistik treibt oder im Laboratorium Experimente macht. Nicht wenige von Denen, die von der Philosophie geringschätzig reden, thuen es deshalb, weil sie das Denken zu sehr anstrengt, und prüft man ihre Sachen, so findet man überall versteckte Metaphysik, weil ihnen die Klarheit abgeht, zwischen Urtheil und Vorurtheil zu unterscheiden.

Es versteht sich von selbst, dass ich in dem folgenden Aufsatze nichts Abgeschlossenes, nur Anregungen bieten kann. Auch wende ich mich nicht an die gelehrten Herren, die schon alles wissen, sondern ich habe beim Schreiben hauptsächlich an Die gedacht, die von der Naturwissenschaft herkommen und noch das Bedürfniss haben, sich auf dem psychologischen Gebiete zurecht zu finden. Dass die Leser mir ohne Weiteres zustimmen, erwarte ich nicht; ich will zufrieden sein, wenn sie mich auf dem Wege mit seinen Biegungen begleiten und meine Ansichten wenigstens für zulässig halten.

Natur oder Physis ist die Gesammtheit des sinnlich Wahrnehmbaren, und Naturwissenschaft das System unserer Kenntnisse davon. Zur Natur gehört nicht nur alles, was unsere Sinne wahrnehmen, sondern auch das, was wir aus den Wahrnehmungen erschliessen. Denn die Wissenschaft giebt nicht nur eine Uebersicht über das, was die Natur uns bietet, was Gegenstand der beschreibenden Naturwissenschaft ist, sondern sie will auch als erklärende Naturwissenschaft Einsicht in den Zusammenhang der Erscheinungen gewinnen, deren Gesetze erkennen. Dabei aber ist sie genöthigt, zu den wahrnehmbaren andere, nichtwahrnehmbare Vorgänge hinzuzudenken (z. B. die magnetischen und die elektrischen Vorgänge). Immer müssen die erschlossenen Vorgänge als den wahrnehmbaren gleichartig gedacht werden, da sie doch sozusagen mit ihnen eine Kette bilden. Wären unsere Sinne anders beschaffen, so würden wir auch die magnetischen Vorgänge fühlen können, wir sind jedoch auch so davon überzeugt, dass diese von den Vorgängen, die das Auge als Licht, und von denen, die das Gefühl als Wärme wahrnimmt, grundsätzlich nicht verschieden seien. Wie Natur und Physis gleiche Bedeutung haben, so ist auch naturwissenschaftlich so viel wie physikalisch. Alles, was wir nur in unserem Inneren finden, was uns nur durch innere Erfahrung bekannt wird, gehört nach dieser Auffassung, die der Eintheilung der Wissenschaft zu Grunde gelegt wurde, nicht zur Natur, ist nicht Gegenstand der Naturwissenschaft. Die nur innerlich erfassbaren Erscheinungen werden Seele, Psyche genannt, und die Lehre von ihnen, die Psychologie, kann nicht ein Theil der Naturwissenschaft sein. In ähnlichem Sinne setzt man ja auch Natur und Mensch einander gegenüber, d. h. man bezweifelt nicht, dass der Mensch soweit, wie er wahrnehmbar ist, zur Natur gehört, aber man will sagen, dass der Mensch, indem er denkt und fühlt, etwas anderes sei als Natur.

Begriff der Physik.

Begriff der Psychologie.

Will man die Psychologie an die Naturwissenschaft anknüpfen, wie es in der neueren Zeit auf gute Gründe hin erstrebt wird, so ist dagegen nichts zu sagen, nur wird dadurch nicht die Psychologie zu einer Naturwissenschaft im eigentlichen Sinne des Wortes. Es bleibt dabei, dass die Naturwissenschaft alle Erscheinungen von ihrem Standpunkte aus, d. h. physikalisch aufzufassen hat, und dass es in ihr keine anderen als physikalische Erklärungen giebt. Die Physik kann auf eine Erklärung verzichten, sie kann aber nicht an die Stelle einer physikalischen eine psychologische Erklärung setzen. Umgekehrt gelten physikalische Erklärungen in der Psychologie nichts. Die Gefahr, die Trennung beider Gebiete zu verkennen, tritt hervor, wenn sich die Physik den lebenden Wesen zuwendet, Physiologie wird. Es ist jedoch ersichtlich, dass auch hier die Physis physikalisch zu erfassen ist. Bereitete man eine physiologische Psychologie durch Vermischen von Physik und Psychologie, so würde eine abscheuliche Missgeburt entstehen. Man kann fragen, in welchen Beziehungen physikalische und psychische Erscheinungen stehen, wie es in der Psychophysik und weiterhin in der Metaphysik geschieht, aber der Zusammenhang der physikalischen Erscheinungen, den wir als Causalzusammenhang denken, darf nicht gesprengt werden.

Begriff der Physiologie.

Nun hat sich freilich die Wissenschaft aus der Denkweise des täglichen Lebens heraus entwickelt, und manches erinnert auch heute noch an ihre „vulgäre“ Herkunft. Unsere Vorfahren, deren Denken in der Sprache aufbewahrt ist, waren, wie man es nicht anders erwarten kann, ganz unbedenkliche Anthropomorphisten. Sie glaubten ihr Inneres draussen wiederzufinden, und sahen überall menschliche Art, menschliches Fühlen. Es hat daher die Sprache die Entwickelung der wissenschaftlichen Auffassung sehr erschwert, und erst allmählich ist die Physik zu so gereinigten Begriffen gelangt, dass Jeder die naiv anthropomorphistischen Wendungen als blosse façon de parler erkennt. Man sagt z. B. noch, ein Körper strebe zu fallen, oder die Massen drängten zu einander, aber Jeder weiss, es giebt da nichts als Gesetze der Bewegung. Jedoch nur die Physik im engen Sinne des Wortes ist so weit, die Physik der lebenden Wesen oder die Physiologie durchaus nicht. Ja, vielfach ist man sich noch nicht einmalklar darüber, dass die Physiologie, die doch Naturwissenschaft sein will, nur mit naturwissenschaftlichen Begriffen arbeiten dürfe. Engelmann z. B. sagt, lebendiges Protoplasma*) bewege sich selbständig, und die Bewegungen seien zurückzuführen auf die active Formveränderung der kleinsten Theilchen. In der Naturwissenschaft bewegt nichts sich selbst, und Activität ist ein Begriff, der ganz der inneren Erfahrung angehört. Die Erklärung Engelmanns ist also eigentlich metaphysikalisch. Der Physiolog kann nur sagen, er glaube zwar, dass die Bewegungen lebender Wesen in den allgemeinen Causalzusammenhang einzufügen seien, aber sie seien doch durchaus eigenartig und geheimnissvoll. Ueberhaupt dürfte die Beschränkung auf naturwissenschaftliche Begriffe erst darthun, wie arm thatsächlich die Physiologie ist. Ihre Begriffe sind zum grossen Theile Verneinungen und durchaus nicht alle klar. Die lebenden Wesen kann man leidlich kennzeichnen, wenn man sagt, sie entstehen durch Theilung von Zellen, haben einen Stoffwechsel, können wachsen und sterben (d. h. in die Classe der anderen Körper zurückkehren). Nimmt sich nun die Physik der lebendigen Zellen an, so findet sie, dass in ihnen alle Gesetze gelten, die ihr bekannt sind, dass aber ausserdem noch etwas da ist, eben das, was beim Sterben verschwindet. Es zeigt sich, dass bei Einwirkungen vielfach andere Wirkungen zu Tage treten, als die aus der engeren Physik bekannten, und dann spricht man nicht mehr von Ursache schlechtweg, sondern von Reiz. Dieser Begriff, der gewöhnlich sehr unbefangen angewendet wird, ist also recht leer: Veränderung, die die den lebenden Wesen eigenthümlichen Veränderungen bewirkt. Der Erfolg des Reizes heisst Reaction (anthropomorphistisches Wort!), wobei man auch weiter nichts erfährt. Die meisten Reactionen sind Bewegungen, und die werden nun in Classen getheilt. Da wird der Begriff des Reflexes wichtig. Ich weiss nicht, wer zuerst das Wort Reflex gebraucht hat, aber es ist ersichtlich, dass ein Vergleich aus der Optik vorliegt. Wie ein auf eine spiegelnde Fläche auffallender Lichtstrahl in einem bestimmten Winkel

Unreine physiologische Begriffe.

*) „Lebende Substanz" ist eigentlich Unsinn. Es giebt nnr lebende Individuen.

zurückgeworfen wird, so folgt auf einen Reiz sofort eine bestimmte Bewegung. Weiterhin ist der Begriff verschieden abgegrenzt worden gegen die willkürlichen Bewegungen, gegen die instinctiven Bewegungen, gegen die sogenannten automatischen Bewegungen. Der Eine hat betont, dass die reflectorische Bewegung unserem Willen entzogen sei, der Andere, dass sie „ohne Bewusstsein", oder, wie der physiologische Metaphysiker sagt, „rein mechanisch" vor sich gehe. Welche Anstrengung eine Definition kostet, möge man aus der Eckhards entnehmen: „Der Begriff der reflectorischen Erscheinungen ist jetzt dahin fixirt, dass unter diesen von dem Willen unabhängige Thätigkeiten in dem Bereiche peripherischer Nerven bestimmter physiologischer Function verstanden werden, welche durch primäre Erregung von anderen Nerven dergestalt hervorgerufen werden, dass dabei ein Zwischenglied zu unterstellen und auch bis zu einem gewissen Grade nachzuweisen ist, welches einen anderen Bau und damit auch eine andere Wirkungsart besitzt, welche wir aus den uns bekannten Eigenschaften peripherischer Nerven nicht ableiten können." Man könnte verschiedenes dazu bemerken, auf jeden Fall aber ist auch hier der ganz und gar nicht physiologische Begriff des Willens eingeführt. Unter den Jüngeren haben manche das Unzulässige aller bisherigen Reflexdefinitionen eingesehen, haben unter Reflex alle Reactionen oder Antworten eines lebenden Wesens auf Reize verstanden. Dadurch ist der Anstoss beseitigt, aber freilich mit der Dehnung des Umfanges der Inhalt des Begriffes sehr vermindert worden. Naturwissenschaftlich aber ist es correct.

Ob der Versuch, die Physiologie rein naturwissenschaftlich zu fassen, schon jemals, etwa in einem Lehrbuche, durchgeführt worden ist, das weiss ich nicht. Wahrscheinlich ist es nicht geschehen. aber es wäre sehr lehrreich. Ueberall wird in der Lehre von den Sinnesorganen Psychologie und Metaphysik getrieben, und es geht ja aus praktischen Gründen nicht anders. Aber die Physiologen sollten sich doch darüber klar sein, dass sie nicht das mindeste Recht haben, zu sagen, ein Lichtstrahl oder ein anderer Reiz bewirke eine Empfindung. Ein Lichtstrahl bewirkt Veränderungen in der Netzhaut, in den von ihr ausgehenden Nervenfasern und im Gehirn. Aus der inneren Erfahrung wissen wir, dass auf die Beleuchtung des Auges Sehen folgt, unter welchen Bedingungen wir Farbenempfindung haben, u. s. w., aber die Naturwissenschaft geht das eigentlich nichts an. Umgekehrt, es wird überall unbedenklich gelehrt, der Wille bewirke Bewegungen, hebe die Hand u. s. w. Die zureichende Ursache der Zusammenziehung der Muskeln sind Veränderungen in den Nerven und im Gehirn; dass zwischen ihr und einem „Willen" ein ursächlicher Zusammenhang bestehe, das ist eine zum Mindesten unbeweisbare metaphysikalische Behauptung, die ein gewissenhafter Physiolog verabscheuen muss. Man bedenke nur, dass mit der Annahme eines Bewegung bewirkenden Willens und eines Empfindung bewirkenden Reizes ein Wunder verlangt wird. Manche reden sich darauf hinaus, dass die gesetzliche Verknüpfung materieller und innerlich wahrnehmbarer Veränderungen als causale aufgefasst werden könne, da wir doch auch sonst in der Natur nur durch regelmässige Aufeinanderfolgen zur Annahme causaler Zusammenhänge geführt werden, und von vornherein der influxus physicus keinen Widerspruch enthalte. Den Einwurf, dass die materiellen Veränderungen im Gehirn und die ihnen zugeordneten seelischen Vorgänge nicht nacheinander, sondern gleichzeitig seien, weisen sie damit zurück, dass im Grunde darüber nichts bekannt sei. Jedoch die Vertheidiger des influxus physicus vergessen, dass die vom Reize im Organismus hervorgerufenen Veränderungen eine Kette bilden, die keine Lücke lässt. Der Erregungsvorgang setzt sich vom Sinnesorgane bis zum Bewegungsorgane fort, welcher Physiolog wird das leugnen? Und doch soll irgendwo ausser der natürlichen Wirkung noch eine unerhörte Wirkung in das Seelische hinein oder aus dem Seelischen heraus stattfinden. Also eine zauberhafte Doppelwirkung, wer kann das glauben? Man kann kurz sagen, dass die Physiologie sich bis jetzt ihren Charakter als Naturwissenschaft nicht klargemacht habe, dass sie vielmehr unbedenklich von den naiven Voraussetzungen des Alltaglebens ausgegangen sei und mit den Redewendungen auch die populären Gedanken übernommen habe.

Jedoch soll und kann die begriffliche Trennung nicht eine

thatsächliche sein. Vielmehr wird es dem Physiologen nicht zu verargen sein, wenn er auch die Erfahrungen seines Inneren in Betracht zieht und auch als Psycholog spricht. Nur muss

Behandlung psychologischer Begriffe.

dann das Populäre aufhören, es müssen die Begriffe mit derselben Sorgfalt behandelt werden, mit der der Physiker seine Begriffe behandelt. Ja, wegen der Schwierigkeit der psychologischen Begriffe müsste die Vorsicht verdreifacht werden Vor allem muss daran festgehalten werden, dass wir dem Psychologischen ganz anders gegenüberstehen als dem Physikalischen. In der Physik handelt es sich um Grössen, die gemessen werden können, Alle können die räumlich-zeitlichen Verhältnisse klar und ruhig betrachten, und wenn auch nicht Jeder alles selbst erfahren kann, so ist doch immer die Möglichkeit der eigenen Erfahrung gegeben. Nicht nur die Formen der Anschauung, sondern auch die Begriffe, die unserem ganzen Denken zu Grunde liegen, sind offenbar zur Bearbeitung der Sinnenwelt hergestellt. Es ist uns sozusagen natürlich, den Blick auf die Aussenwelt zu richten, es ist unnatürlich, den Blick nach innen zu richten. Wir können uns einem Menschen vergleichen, der von einem dunklen Zimmer aus durch ein kleines Fenster die sonnenbeschienene Welt betrachtet: Draussen ist alles leicht unterscheidbar, kehrt er sich aber um, so findet er sich schwer in seiner dunklen Behausung zurecht. Im Inneren finden wir einen Strom nur zeitlich geordneter Erlebnisse, die nicht nur des Maasses spotten, sondern auch wie ziehende Wolken zerfliessen, wenn wir sie festhalten wollen. Während sich das Ereigniss vollzieht, können wir es nicht betrachten, und ist es vorüber, so verändert es sich sofort in der Erinnerung. Es liegt daher im Wesen der Sache, ist nicht zufällig, dass alle Psychologie etwas Verschwommenes hat, der Bestimmtheit der Naturwissenschaft durchaus ermangelt, dass in ihr Uebereinstimmung vielfach ein frommer Wunsch ist und die Willkür der Lehrer Regel. Jeder kann nur an einer einzigen Stelle in das Innere sehen, nämlich in sich selbst. Er schreibt seinen Mitmenschen ähnliches zu, wie er es in sich findet, aber er schliesst nur darauf aus Analogie, egomorphistisch sozusagen. Empirische Psychologie kann daher nur Selbstbeobachtung mit denkender Bearbeitung sein. Alles, was über die Möglichkeit der Erfahrung hinausgeht, nennen wir Metaphysik, eine Psychologie daher, die den Anspruch auf Allgemeingültigkeit erhebt, ist Metaphysik. Erst recht Metaphysik ist jede Psychologie, die über den Menschen hinausgreift. Es ist daher nicht zulässig, Psychologie im herkömmlichen Sinne des Wortes zu treiben und die Metaphysik zu verspotten oder doch abzulehnen. Tritt der Physiolog auf das psychologische Gebiet, so ist er unrettbar der Metaphysik verfallen, so schrecklich das auch klingen mag, und es ist dann nicht vernünftig zu sagen, ein Stückchen gehe ich mit, aber weiter nicht. Indessen, allzu schlimm ist die Sache nicht, denn es giebt ausser der schlechten auch gute Metaphysik. Ihre Kennzeichen sind, dass sie jederzeit von der Erfahrung ausgeht und nur im Sinne des Erfahrenen auf das jenseits der Möglichkeit der Erfahrung liegende schliesst, und dass sie mit ihren Schlüssen zu Vermuthungen gelangt, deren Gehalt an Wahrscheinlichkeit verschieden ist, die aber alle auf den Rang erwiesener Wahrheiten verzichten.

Zusammenhang mit der Metaphysik

Es kann für die Psychologie keinen anderen Ausgangspunkt geben, als dass der Mensch sich auf die Vorgänge in seinem Inneren besinnt und sich mit Seinesgleichen über deren innere Erfahrungen bespricht. Auf diese Weise ist es jeder Zeit zugegangen, so ist auch die älteste und grösste psychologische Leistung, die Bezeichnung der inneren Zustände mit Worten zu Stande gekommen. Ich wenigstens kann nicht anders, wenn ich die in der Sprache niedergelegte Psychologie mit der der Professoren vergleiche, als für jene Leistung des Sprach-Triebes die innigste Verehrung zu fühlen. Leider ist durch die elende Sprachmengerei der Gelehrten und ihre abgegriffenen Kunstausdrücke die Arbeit der Vorfahren verhunzt worden. Aber auch heutzutage muss Jeder von seinen eigenen Erfahrungen ausgehen, und er muss bei jedem Schritte seine Schlüsse mit der Wirklichkeit vergleichen, die er einzig und allein in sich findet. Ausser den unvermeidlichen Schwierigkeiten der Selbstbeobachtung, die oft genug geschildert worden sind, und die den wunderlichen Aug. Comte dahin brachten, dass er von der Selbstbeobachtung überhaupt nichts wissen wollte, entstehen Schwierigkeiten durch die individuellen Umstände: Mangel an Urtheilskraft, an Besonnenheit, an Uebung

Psychologische Methode.

einerseits, Voreingenommenheit durch Lehrmeinungen andererseits. Wollen verschiedene Beobachter ihre Beobachtungen vergleichen, so können sie es natürlich nicht direkt thun, sondern Jeder muss seine Erfahrungen in Worte fassen, und man ist selten darüber sicher, ob Zwei mit denselben Worten dasselbe meinen. Gelingt es durch Hin- und Herreden nicht, zu Uebereinstimmung zu kommen, so ist eigentlich eine Widerlegung nicht möglich. Behauptet Einer, etwas in sich gefunden zu haben, was die anderen nicht gefunden haben, so kann ihn zwar die Majorität unterdrücken, aber widerlegen kann sie ihn nicht. In Hinsicht auf feinere Abweichungen stehen thatsächlich nicht selten Behauptungen gegen Behauptungen.

Die Hauptpflichten eines Psychologen scheinen mir die zu sein, dass er sich der schlichtesten Worte bediene, Schulausdrücke wie Gift meide, und dass er streng unterscheide zwischen dem Erfahrenen und dem Erschlossenen. Schlichte Forderungen, die selten genug erfüllt werden.

Ist einmal durch Selbstbeobachtung und sprachliche Mittheilungen eine Art von Normalpsychologie entstanden, so tritt der Schluss aus dem Verhalten auf die inneren Zustände als weitere Erkenntnissquelle hinzu. Dieses Verfahren ist da, wo sprachliche Mittheilung nicht möglich ist, das einzige Mittel. Es versteht sich von selbst, dass seine Zuverlässigkeit der Aehnlichkeit proportional ist. Bei jedem Analogieschlusse wird ja vom Gleichen auf Gleiches, vom Ungleichen auf Ungleiches geschlossen. Vollkommene Gleichheit kommt überhaupt nicht vor. Die geringste Ungleichheit mag etwa bei manchen Zwillingen gefunden werden. Schon innerhalb der gleichen Familie sind durch den individuellen Charakter, durch Geschlecht und Alter Verschiedenheiten gegeben, die den Analogieschluss sehr erschweren. Dazu kommt im weiteren Kreise Verschiedenheit der Stammesart, der Rasse, der Sprache. Die Normalpsychologie erweitert sich mehr und mehr zur vergleichenden Psychologie. Innerhalb des menschlichen Kreises bilden die schwierigsten Fälle der sogenannte Wilde, das junge Kind und der geistig veränderte Kranke. Im engeren Sinne aber spricht man von vergleichender Psychologie erst dann, wenn der Analogieschluss über die menschliche Art hinausgreift, und gewöhnlich soll der Ausdruck soviel bedeuten wie Thierpsychologie. Die grosse Schwierigkeit, die dem Eindringen in die Thierseele entgegensteht, ist nicht das Fehlen der sprachlichen Verständigung, sondern die Verschiedenheit der Organisation. Der naive Mensch denkt freilich anders. Soweit wie er das Thier ihm selbst einigermaassen ähnlich findet, denkt er sich in das Thier hinein und nimmt etwa nur den Unterschied an, dass das Thier noch etwas dümmer sei als er. Sobald wie ihm aber die Unähnlichkeit zu gross wird, so verfährt er wie mancher moderne Gelehrte, d. h. er will dann überhaupt nichts mehr von Seele wissen, er ignorirt sie wenigstens gänzlich im Gewürm und Ungeziefer. Diese Anschauung ist in manchen Sagen anmuthig ausgedrückt, wie in der vom Ringe des Königs Salomo, dessen Träger die Sprache der Thiere (d. h. der Wirbelthiere) versteht und mit ihnen verkehren kann wie mit Seinesgleichen. Der wissenschaftliche Fortschritt besteht darin, dass an die Stelle des naiven der besonnene oder kritische Anthropomorphismus gesetzt wird Grundsätzlich jedoch können wir den Thieren nicht anders gegenübertreten als Menschen fremder Zunge. Immer handelt es sich um Analogieschlüsse aus der Körperform, dem Gesichtsausdrucke, den Ausdrucksbewegungen überhaupt und den Handlungen. Die Kritik lehrt die Vermeidung voreiliger Schlüsse, die peinlich genaue Vergleichung durch genügend lange Zeit und die Anwendung des Versuches, der zweckmässigen Fragestellung. Eine zwar secundäre, aber doch wichtige Hilfe gewährt die Gehirnanatomie. Bei der menschlichen Psychologie hat die Anatomie bisher noch nicht viel geholfen, weil man noch nicht gelernt hatte, feinere Unterschiede zu verwerthen. Beim Vergleiche aber zwischen Menschen- und Thiergehirn sind die Unterschiede so gross, dass, wenn man nur einigermaassen über den Bau und die Bedeutung der einzelnen Theile orientirt ist, das Fehlen oder die starke Entwickelung bestimmter Theile der psychologischen Prüfung gewisse Fingerzeige geben kann, oder vor bestimmten psychologischen Annahmen warnen kann.

Thierpsychologie.

Die Thierpsychologie ist wegen ihrer Schwierigkeit, die oft zu Irrthümern, selten zu Gewissheit führt, oft scheel angesehen worden. Jedoch wäre ohne sie nicht nur unsere Kenntniss des irdischen Lebens sehr dürftig, sondern auch die menschliche Psychologie einer wichtigen Hilfe beraubt. Wir gewinnen nämlich am Thiere wegen der grösseren Einfachheit der Verhältnisse und der schärferen Ausprägung mancher Züge Einsichten, die Licht auf unser eigenes Seelenleben zurückwerfen. Insbesondere aber musste bei den Thieren dem Beobachter einleuchten, dass das seelische Leben auf dem Grunde von Trieben ruht, dass diese das eigentlich Wesentliche sind. Wenn von vergleichender Psychologie die Rede ist, so heisst das Wort der Reaction „Instinct", und thatsächlich ist der Begriff des Triebes oder Instinctes (von instinguere = antreiben) das Centrum der Thierpsychologie. Ich weiss nicht, wer zuerst das Wort gebraucht hat, aber man darf wohl annehmen, dass damit nur der Gegensatz gegen das menschliche Handeln als ein vernünftiges ausgedrückt werden sollte. Wir nennen instinctiv jede Bewegung, die gewollt wird, ohne dass der Bewegende weiss, warum, wie er dazu kommt, ohne Kenntniss des Zweckes oder ohne Vernunft. Was Zweck, Ueberlegung, Vernunft sei, das wissen wir natürlich nur aus der inneren Erfahrung, und die Menschen wollen von ihrer Vernünftigkeit ausgehend durch den Begriff des Instinctes deren Negation ausdrücken. Im Anfange also hiess es, dass das, was beim Menschen die Vernunft leistet, beim Thiere der Instinct leiste. Es war aber unumgänglich, dass der durch die Thierbeobachtung erworbene Begriff des Triebes mit der Zeit an Bedeutung gewann, dass er schliesslich auch in die menschliche Psychologie eingeführt wurde und diese umwandelte. Auch musste sich bei ernstlicher Betrachtung des Trieblebens der Begriff des Unbewussten aufdrängen. Ich weiss, dass sich die kleinen oder unbewussten Vorstellungen zuerst bei Leibniz finden, aber dieser Begriff Leibnizens konnte nicht weit führen; eine Ahnung dessen, was eigentlich das Unbewusste bedeute, kann den Menschen nur gegenüber den Trieben aufgegangen sein, mag es sich historisch nachweisen lassen oder nicht. Die Begriffe des Triebes und des Unbewussten als Erwerb der vergleichenden Psychologie beweisen dieser Werth. Sie aber führen auch zur Zerstörung der anspruchsvollen Menschenpsychologie.

Der Instinct

Es ist für die Menschen und ihre psychologische Begabung

nicht ehrenvoll, dass das menschliche Triebleben so spät und nach langen Umwegen erkannt worden ist, aber es ist lehrreich. Will man sich eine rechte Vorstellung von der Sache machen, so ist es gerathen, sich einmal direct an die echten Rationalisten zu wenden, an die Lehrer der Kirche und an Descartes, den „Vater der neuen Philosophie". Was sich bei den zaghaften Rationalisten unserer Tage nicht mehr recht herauswagt, das wird dort naiv und mit deutlichen Worten ausgesprochen. Man hat, glaube ich, dem Descartes Unrecht gethan, wenn man ihm nachsagte, er habe in den Thieren schlechthin nur Maschinen gesehen und ihnen die Seele schlechtweg abgesprochen. Man lese folgende Stelle, sie lautet in Kirchmanns Uebersetzung:

Der psychologische Rationalismus.

„—Ich hatte hier gezeigt, dass, wenn es solche Maschinen gäbe mit den Organen und der äusseren Gestalt eines Affen oder anderer unvernünftiger Thiere, wir kein Mittel haben würden, sie ihrer Natur nach von den Thieren zu unterscheiden. Hätten dagegen solche Maschinen Aehnlichkeit mit unserem Körper und ahmten sie seine Bewegungen soweit als möglich nach, so würden wir zwei untrügliche Mittel haben, um sie von wirklichen Menschen zu unterscheiden. Das erste wäre, dass diese Maschinen nie sich der Worte oder Zeichen bedienen konnen, durch deren Verbindung wir unsere Gedanken einem Anderen ausdrücken. Man kann zwar sich eine Maschine in der Art denken, dass sie Worte äusserte, und selbst Worte auf Anlass von körperlichen Vorgängen, welche eine Veränderung in ihren Organen hervorbringen; z. B. dass auf eine Berührung an einer Stelle sie fragte, was man wolle, oder schrie, dass man ihr wehe thue, und Aehnliches; aber niemals wird sie diese Worte so stellen können, dass sie auf das in ihrer Gegenwart Gesagte verständig antwortet; wie es doch selbst die stumpfsinnigsten Menschen vermögen.

Zweitens würden diese Maschinen, wenn sie auch Einzelnes ebenso gut oder besser wie wir verrichteten, doch in anderen Dingen zurückstehen, woraus man entnehmen könnte, dass sie nicht mit Bewusstsein, sondern bloss mechanisch nach der Einrichtung ihrer Organe handelten. Während die Vernunft ein allgemeines Instrument ist, das auf alle Arten von Erregungszuständen sich äussern kann, bedürfen diese Organe für jede besondere Handlung auch eine besondere Vorrichtung, und deshalb ist es moralisch unmöglich, das es deren so viele in einer Maschine giebt, um in allen Vorkommnissen des Lebens so zu handeln, wie wir es durch die Vernunft können. Durch diese Mittel kann man auch den Unterschied zwischen Mensch und Thier erkennen. Denn es ist sehr merkwürdig, dass selbst der stumpfsinnigste und der dümmste Mensch, ja sogar die Verrückten, einzelne Worte verbinden und daraus eine Rede herstellen können, wodurch sie ihre Gedanken mittheilen, während selbst das vollkommenste und besterzeugte Thier dies nicht vermag. Dies liegt nicht an einem Mangel der Organe, denn die Elstern und Papageien konnen Worte wie wir aussprechen und können doch nicht reden wie wir, d. h. ihre Gedanken äussern, während die Taubstummen, die der Organe des Sprechens ebenso oder mehr als die Thiere beraubt sind, aus sich selbst Zeichen erfinden, durch die sie sich denen verständlich machen, welche Musse haben, ihre Sprache zu lernen.

Dies zeigt nicht bloss einen niedern Grad von Vernunft bei den Thieren an, sondern dass sie ihnen ganz abgeht; denn zum Sprechen gehört nur wenig Vernunft. Da die einzelnen Thiere einer Gattung sich ebenso wie die einzelnen Menschen unterscheiden, und die einen leichter als die anderen zu dressiren sind, so würde der vollkommenste Affe oder Papagei in seiner Art gewiss es dem dümmsten Kinde oder einem blödsinnigen Kinde gleich thun, wenn ihre Seele nicht von der unsrigen völlig verschieden wäre Man darf hierbei die Worte nicht mit den natürlichen Bewegungen vermengen, wodurch sich die Gefühle äussern, und welche die Menschen ebenso wie die Thiere nachmachen können, auch nicht mit einigen Alten glauben, dass die Thiere sprechen, und wir nur ihre Sprache nicht verstehen. Denn wäre dies der Fall, so würden bei der Uebereinstimmung vieler ihrer Organe mit den unsrigen sie sich uns ebenso wie Ihresgleichen verständlich machen konnen. Merkwürdig ist es allerdings, dass viele Thiere zwar in einzelnen Verrichtungen mehr Geschicklichkeit wie wir zeigen, dagegen in vielen anderen zurückstehen; aber daraus folgt nicht, dass sie Verstand haben, da sie sonst mehr haben und Alles besser machen würden als wir, vielmehr erhellt daraus, dass sie keinen haben und dass nur die Natur in ihnen, je nach der Stellung ihrer Organe, handelt. So kann ja auch eine Uhr mit blossen Rädern und Federn viel genauer als wir mit all unserer Klugheit die Stunden zählen und die Zeit messen."

Offenbar steht die Sache so, dass Descartes unter Seele nicht dasselbe verstand wie wir. Er dachte anima sive ratio, die Seele bestand nach ihm in der Möglichkeit, in Begriffen zu denken, und diese anima rationalis sprach er den Thieren ab. Um das, was wir Gefühl, Triebe, Wahrnehmung u. s. w. nennen, kümmerte er sich einfach nicht, das mochten „die Lebensgeister" besorgen, ihnen fiel anheim, was später „untere Seelenkräfte" oder ähnlich benannt wurde*). Ist es so, dass Descartes

*) Hätte Descartes die Thiere in unserem Sinne Maschinen genannt, so wäre er einfach ein Narr gewesen. Das war er aber durchaus nicht, sondern er war nicht nur ein Gelehrter, sondern auch ein Mann des Lebens und dabei ein milder freundlicher Charakter. Er hat im Kriege gedient, hat daher Pferde und Hunde recht gut kennen lernen, und sicher hat die kindische Uebertreibung, die man ihm zuschreibt, seinem Sinne ferngelegen.

nur die vernünftige Seele Seele nannte, so hat er nichts gelehrt, als was die Kirche auch lehrte und heute noch lehrt. Man findet bei Wasmann eine ganze Reihe von Citaten aus den Kirchenlehrern, und Wasmann selbst lehrt natürlich, was die Kirche anerkennt. Er spricht den Thieren die Vernunft ab, gesteht ihnen nur die Verbindung sinnlicher Vorstellungen zu. Die Hauptsache ist, dass der Rationalismus (in dem hier gebrauchten Sinne des Wortes) das innere Leben des Menschen für qualitativ verschieden von dem der Thiere erklärt, und dass er die Seele des Menschen insofern gänzlich verkennt, als er sie für wesentlich vernünftig hält, die logische Form überschätzt und die unbewusste Logik nicht kennt. Dem Rationalisten ist das menschliche Seelenleben eine Kette von logischen Acten, bei der zwar einzelne Glieder scheinbar fehlen können, deren Glieder man aber nachdenkend in das Bewusstsein erheben kann, sodass der Zusammenhang gewahrt bleibt. Wer eine selbständige empirische Psychologie für möglich hält, muss im Grunde ebenso denken, und deshalb finden wir in der Psychologie immer von neuem bald naive, bald verschämte rationalistische Bestrebungen; es sei nur an die Lehre von den unbewussten Schlussen und an die verschiedenen empiristischen Versuche erinnert. Es ist kein Zeichen von Klarheit, wenn die Vertreter naturwissenschaftlichen Denkens zugleich die „Evolution" bekennen und doch Empiristen sind.

Nur scheinbar ist es eine Abschweifung, wenn ich ein wenig auf den Kampf Wasmanns mit seinen darwinistischen Gegnern eingehe, da gerade bei dieser Gelegenheit manche Fragen, auf die es ankommt, erörtert werden. Beide Parteien sind nicht ganz unbefangen. Bei Wasmann versteht sich das von selbst, aber auch die Darwinisten haben ihre Dogmen. Vor allen Dingen ist natürlich die „natürliche Entwickelung" tabu (vgl. die naive Erklärung von Romanes); sie sind daher von vornherein genöthigt, den Abstand zwischen Thier und Mensch möglichst zu verkleinern. Jedoch ich sollte meinen, Ueber den Begriff der natürlichen Entwickelung

Der Vergleich mit den Automaten und die Behauptung, die Thiere passten sich den Umständen nicht an, haben allerdings das Missverständniss nahegelegt, aber es scheint mir, dass sich der Philosoph nur im Eifer der Beweisführung zu allzu groben Ausdrücken hat verlocken lassen.

auch von seinem Standpunkte aus könnte Wasmann zugeben, dass der Mensch sich aus dem Thiere entwickelt habe. Es kommt nur auf eine vernünftige Auffassung der „Entwickelung“ an. Die Annahme, dass die Erde Gottes Werk sei, und die, dass sie allmählich entstanden sei, schliessen einander doch nicht aus, denn auch bei jener Annahme darf man fragen, wie es denn zugegangen sei, und auch ein allmähliches Werden setzt Gesetze voraus, die es regeln. Aber es ist so, dass die Darwinisten sich undeutlich ausdrücken, da sie von natürlicher Entwickelung reden und dabei zufällige meinen. Natürlich ist alles, was geschieht, und nur dann, wenn man das menschliche Handeln der übrigen Natur entgegensetzt, hat die Trennung von natürlich (z. B. gewachsen) und unnatürlich (gemacht) einen Sinn. Nach der darwinistischen Auffassung sind zufällige Abänderungen das primum novens. Gäbe es sie nicht, so könnte die natürliche Zuchtwahl nichts machen, und aus der ganzen Geschichte würde nichts. Man braucht wahrlich nicht Jesuit zu sein, um solchen Zufall-Aberglauben unerträglich zu finden. Zieht man aber der Entwickelungslehre diesen Giftzahn aus, so lässt sich über die Sache reden. Die Kraft dieser Lehre liegt darin, das man sich gar keine andere Vorstellung von dem Werden machen kann, also genöthigt ist, zwischen ihr und dem Verzichte auf jede Erklärung zu wählen. Erst in zweiter Linie kommen die geologischen und zoologischen Thatsachen, auf die sich die Entwicklungslehre stützt, und doch ist ihre Bedeutung ansehnlich genug. Ich kann mir nicht denken, dass Jemand ernstlich widersprechen würde, wenn jenes widerliche „zufällig“ nicht wäre. Die Schwierigkeit hört auf, wenn man die Entwickelung der Erde als gesetzmässiges Wachsthum auffasst. Man braucht nur mit dem „biogenetischen Grundgesetz“ Ernst zu machen: Die Entwickelung des Einzelnen wiederholt die des Ganzen. D. h., ebenso wie sich das Einzelne nach einem bestimmten Plane, zu einem Ziele hin entwickelt, ebenso ist es auch bei dem organischen Reiche der Fall. Begreiflicherweise können beide Reihen einander nicht in jeder Hinsicht gleichen. Das Wachsen des einzelnen Keimes hängt wesentlich nur von inneren Bestimmungen ab, die Welt der Organismen ist scheinbar lockerer gebunden, so dass alles, was im Begriffe der natürlichen Zuchtwahl zusammengefasst wird, an der Entwickelung mitarbeitet, aber die inneren Bestimmungen müssen doch auch hier die Hauptsache sein. Die darwinistische Lehre ist in sich widerspruchsvoll, denn was „zufällig“ oder „mechanisch“ oder sonstwie sinnlos zu Stande kommt, das wird vererbt. Ist aber nicht die wunderbare Vererbung allein Beweis genug dafür, dass es die Natürlichkeit im Sinne der Darwinisten, d. h. die Sinnlosigkeit, gar nicht giebt? Sie beweist zur Genüge, dass die lebendige Natur ein wachsender Organismus, nicht ein tolles Spiel des Zufalles ist. Es ist ja begreiflich, dass man die Entwickelung soviel wie möglich „begreifen“ möchte, aber ich sollte meinen, dass auch nur ein wenig Nachdenken dazu führen muss, die Meinung zu verlassen, es sei alles ganz einfach, anzuerkennen, dass im Grunde alles Werden ein unbegreifliches Wunder ist. Wir stehen vor der Eizelle staunend still, mit Mühe gelangen wir dahin, zu sehen, wie eins nach dem andern wird, aber dass aus der anscheinend einfachen Zelle der reichgegliederte und nach allen Richtungen hin vorherbestimmte Organismus wird, wer „begreift“ denn das? Die Gesetze der Vererbung bestimmen die Entwickelung des Einzelwesens, sagt man. Gewiss, aber die Gesetze der Vererbung werden auch die Entwickelung des organischen Reiches bestimmen. Wüsste man nur von einem einzigen Ei, so würden allerhand Theorieen über seine Entwickelung zulässig sein, und man würde nicht verfehlen, zuerst auf die Constellation der äusseren Umstände hinzuweisen. Nun wissen wir nur von einer Erde, können die Entwickelung des Lebens auf ihr nicht mit anderen Fällen vergleichen. Aber wir dürfen getrost auch hier Gesetze der Vererbung voraussetzen und annehmen, dass die Erde sich genau so entwickelt wie andere Körper ihrer Art, dass sie ihre Regeln der Entwickelung ebenso aus ihrer himmlischen Heimath mitgebracht hat wie das Hühnchen die seinen von seinen Vorfahren her. Wenn wir sehen, wie sich die kleine Keimscheibe bildet, so ist schon bestimmt, dass ein Hühnchen mit kleinen gelben Federn und ganz bestimmten Eigenthümlichkeiten der Rasse u. s. w. in der Arbeit ist. So wird zu der Zeit, als auf der Erde die ersten Organismen entstanden, der ganze Formen-

Reichthum, den wir sehen, in ihnen schon eingeschlossen gewesen sein, und auch der Mensch wird schon vorbereitet gewesen sein. Mit anderen Worten, der Gang der Dinge wird von vornherein eine bestimmte Richtung gehabt haben, das Reich der Organismen wird sich wie eine Knospe entfaltet haben. Von einem höheren Standpunkte aus könnte man vielleicht ein Lehrbuch der Entwicklungsgeschichte der Planeten schreiben. Da würden für jede Klasse dieser kosmischen Organismen die Regeln und Stufen angegeben werden, wie wir sie jetzt für jede Thierklasse zu erkennen suchen. Freilich dauert es hier Stunden, Tage, Wochen, Monate, dort vielleicht Millionen von Jahren, aber auch diese sind gegenüber den Fixstern-Verhältnissen eine kurze Zeit. Immerhin ist es, nebenbei gesagt, recht unwahrscheinlich, dass das Eine sich „ganz allmählich" im Sinn des Darwinismus aus dem Andern entwickelt habe. Vielmehr ist anzunehmen, dass in der eigentlichen Entwickelung ein verhältnissmässig rasches Tempo geherrscht habe, und dass neue Einrichtungen rasch eingetreten seien, da kleine Abweichungen den Organismen nichts nützen können, Flügel z. B. erst brauchbar sind, wenn man mit ihnen fliegen kann, unbrauchbare Flügel aber nur eine nachtheilige Belastung darstellen. Es könnte so sein, dass sich der Mensch, als die Zeit für ihn reif geworden war, in beschleunigtem Tempo aus seinen Vorstufen entwickelt hat, wie bei der Aloë, nachdem die Blätter langsam gewachsen sind, die Blüthe rasch emporschiesst. Auch hier ist auf die Analogie mit dem Einzelwesen zu verweisen. Beim Menschen z. B. beträgt die Embryo-Zeit höchstens den hundertsten Theil der Lebenszeit. Es ist daher nicht ungereimt, die Zeit bis zur Ausbildung der jetzt vorhandenen Arten auch als relativ kurz zu denken. Bei dieser Auffassung der Entwickelungslehre fallen die berechtigten Bedenken weg, und auch das Entstehen des Menschen aus thierischen Formen kann nicht mehr Anstoss erregen. Denn wenn die Entwickelung auf den Menschen ausgeht, er ihr Ziel ist, so sind die Vorstufen nicht anders aufzufassen als die Vorstufen, die der Einzelne als Ei und als Embryo passiren muss. Niemand fühlt sich dadurch gekränkt, dass er einmal ein geschwänzter Embryo gewesen ist und wenn er es thäte, so würde es ihm auch nichts helfen. Im Individuum erkennt Jeder an, dass es eine „Vorherbestimmung", ein Ziel der Entwickelung giebt, also kann er sie auch beim organischen Reiche im Ganzen anerkennen, denn sie hat hier denselben Sinn wie dort, und ist im Grossen nicht geheimnissvoller als im Kleinen. Wird zugestanden, dass aus anderen organischen Formen der Mensch gesetzmässig entstehen musste, so kann sich der philosophisch Denkende zufrieden geben und das Genauere den Fachleuten überlassen. Mag z. B. die ansprechende Hypothese von Klaatsch begründet sein oder eine andere, das ist Sache des Zoologen. Uns kann alles recht sein, wenn wir nur der Gesetzlosigkeit, dem wüsten Zufalle entrinnen.

Vielleicht könnte auch ein Mann wie Wasmann der hier angedeuteten Auffassung zustimmen, ja an einigen Stellen seiner Schriften scheint er mir sogar einer solchen Denkweise zuzuneigen. Auf jeden Fall kann jede gesetzmässige Entwickelung als Verwirklichung des göttlichen Willens gedacht werden. Aber eine Behauptung würde allerdings fallen, die qualitative Verschiedenheit des Menschengeistes von dem Thiergeiste und dem irdischen Geiste überhaupt. Sie ist jedoch von vornherein ebensowenig haltbar wie die, dass das Lebendige aus dem Todten komme, dass Seelisches aus Nichtseelischem werde. Gewiss ist der Abstand zwischen den höchsten Thieren und dem Menschen ausserordentlich gross, aber wäre er auch noch so viel grösser, es bliebe immer ein Grössenunterschied. Kann man sich überhaupt hier bei einem qualitativen Unterschiede etwas Deutliches denken? Soweit wie mein Denken reicht: Nein! Wir kennen ja schlechterdings nur eine Art, nämlich unsere eigene, und sind gänzlich ausser Stande, uns ein geistiges Geschehen auch nur vorzustellen, das der Art nach von dem unsrigen verschieden wäre. Wollen wir uns überhaupt eine Vorstellung machen von den Vorgängen im Inneren der Thiere oder in Wesen, die über uns stehen möchten, so giebt es nur einen Weg, nämlich Subtraction oder Addition, wir müssen die Fähigkeiten vermindert, verkleinert, oder aber vermehrt, gesteigert denken. Immer handelt es sich um quantitatives Verfahren. Vor allem müssen wir uns jedes geistige Leben als ein individuelles

Die Verschiedenheit zwischen Mensch und Thier.

denken, als ein thätiges und leidendes Ich. Die landläufige Psychologie zeigt vielfach die Neigung, mit abgezogenen Begriffen zu wirthschaften, als gäbe es eine Empfindung an sich, ein Gefühl an sich, Bewusstsein an sich, u. s. w. Sie redet wohl gar von psychischen Elementen und möchte die Physik nachäffen, aus psychischen Atomen psychische Moleküle, aus den Elementen Verbindungen, etwa psychische Salze, formen. Das sind alles Phantasmata, denn wir kennen nichts als unser Ich, das empfindet, fühlt und denkt. Ich erinnere mich sogar, die sinnlose Behauptung gelesen zu haben, durch Association von Vorstellungen entstehe das Ich! Die Gedankenlosigkeit will das Ich erklären, als ob nicht alle Grundbegriffe, wie Ich, Lust, Wille, ihrer Natur nach unerklärbar wären, da sie doch eben das Letzte sind, worauf wir zurückgehen können. Wenn jedwedes Seelenwesen Thätigkeit des Ich ist, so müssen wir auch allen Wahrnehmen, Lust, Wollen zuschreiben. Die Verschiedenheit ist nur in dem, was zwischen Wahrnehmung und Willensäusserung liegt. Bald ist die Kette kurz, bald ist sie lang, dort ein nicht zerlegbares Gefühl, hier ein Gedankenbau, aber im Grunde ist es doch das gleiche Geschehen. Natürlich meinen Wasmann und Die, die wie er denken, mit dem qualitativen Unterschiede, dass der Mensch Vernunft habe, in Begriffen denke, das Thier nicht. Sie sprechen daher dem Thiere die Vernunft ab und meinen, vor dem Menschen habe es keine Vernunft gegeben. Es kommt aber nur darauf an, welchen Sinn man in die Worte hineinlegt. Im Sinne der Schuldefinitionen hat Wasmann vollständig Recht, wir dürfen wirklich bei dem Thiere Begriffe und Schlüsse nicht annehmen. Und doch wird, glaube ich, jeder Unbefangene den Kopf schütteln und meinen, hier stimme etwas nicht. Er fühlt, dass mittelalterliche Luft weht. Wasmann steht thatsächlich mit Descartes auf dem gleichen Boden, dem der Scholastik. Diese verlangt klare Definitionen, aber es giebt eben Gebiete, wo es nicht klar ist, wo die guten Definitionen zu spanischen Stiefeln werden. Ein solches Nebelland liegt in der Psychologie, und deshalb nützen hier die Definitionen nichts. Der Nebel ist auf keine Weise zu vertreiben, es gilt einfach, ihn anzuerkennen. Der Erleichterung des Ausdruckes wegen will ich eine mehr oder weniger abgeschlossene seelische Handlung Act nennen. Bei Handlung denkt man zunächst an die Einwirkung auf die Aussenwelt, der Act aber braucht diese nicht, z. B. ich nehme etwas wahr und erkenne es als dies oder jenes, oder dem Lehrer fällt ein, dass er Nachmittags keine Schule hat, und er freut sich darüber, oder dergleichen. Klar nennen wir einen Act, wenn er durch eine zusammenhängende und (wenigstens scheinbar) lückenlose Rede ausgedrückt ist. Wenn z. B. Jemand nach einer Wespe schlägt, so machen wir ihn uns verständlich, indem wir ihm in den Mund legen: Hier ist eine Wespe. Ein solches Thier kann empfindlich stechen, wie man mir gesagt hat. Kommt sie mir zu nahe, so könnte sie stechen. Also will ich sie verjagen. Ein Theil der menschlichen Acte verläuft ja thatsächlich in solchen Raisonnements. Ob es bei dem Manne mit der Wespe der Fall gewesen ist, wissen wir freilich nicht, aber wir haben ein gewisses Recht zur Übersetzung seiner Handlung in die Rede, weil es wenigstens sehr wohl möglich ist, dass er diesen Gedankengang gegangen wäre Aber wir überschreiten unser Recht, wenn wir im Verlangen nach Klarheit auch da die Übersetzung in logische Rede vornehmen, wo diese gar nicht möglich ist. So ist es bei den Thieren, und das heben die Rationalisten mit Recht hervor. Irgend ein Act aber muss vor sich gegangen sein, wenn eine dem einzelnen Falle angepasste zweckmässige Handlung zu Stande kommt. Mit Unrecht ignoriren die Rationalisten diese Forderung, wie es Descartes thut, mit Unrecht suchen sie die Lücke mit ein paar nichtssagenden Worten zu decken, wie es Wasmann thut. Mit der Verknüpfung oder Association sinnlicher Vorstellungen kommen wir wahrlich nicht von der Stelle. Ein ganz alltägliches Ereigniss aus dem Hundeleben möge als Beispiel dienen.

Vor dem Hause, dessen Erdgeschoss ich bewohne, befindet sich ein Garten. Um in das Haus zu gelangen, kann man durch eine Thüre im Gartengitter gehen, die aber in der Regel verschlossen ist, oder durch die Hausthüre an der Rückseite des Hauses. Ist man im Garten, so gelangt man über einige Stufen und durch eine Glasthüre zunächst in ein grosses Zimmer mit drei Thüren. Eine dieser Thüren führt auf den Vorsaal.

Früher ging ich in der Regel am Nachmittage um 3 Uhr fort und kam um 6 Uhr nach Hause. Wenn ich fort ging, gab der Hund, den ich aus bestimmten Gründen niemals mitnehmen konnte, kein Zeichen der Erregung. Er hob wohl den Kopf und seufzte, blieb aber ruhig liegen. Gegen 6 Uhr fing er an, unruhig zu werden, und suchte, in den Garten zu gelangen. Er sass dann auf der obersten Stufe und blickte stetig auf die der beiden sichtbaren Strassen, auf der ich zurückkam. Sah er mich, so sprang er in die Nähe des Gitters, wedelte stark mit dem Schwanze, bellte freudig, machte eine Art von Tanzsprüngen nach rechts und links, rannte wohl auch ein paar Mal im Kreise herum, wie er überhaupt bei freudiger Erregung zu thun pflegte. Nie sprang er auf das Gitter los, als wollte er durch dieses durch, kümmerte sich auch um die verschlossene Gitterthüre nicht, sondern stürzte nach Erledigung der Begrüssungsformalitäten in grosser Eile nach der Glasthüre. Fand er diese geschlossen, so sprang er dagegen und versuchte sie mit den Pfoten aufzudrücken. Ging es nicht, so bellte er in befehlendem Tone so lange, bis Jemand kam und die Thüre öffnete. Dann passirte er in gleicher Weise die auf den Vorsaal führende Thüre (nie eine der beiden andern) und stellte sich schwanzwedelnd vor die Flurthüre. Hier machte er weder Versuche sie zu öffnen, noch bellte er. Inzwischen war ich durch die Hausthüre gegangen und öffnete die Flurthüre. Der Hund sprang ein paarmal an mir in die Höhe, machte dann Kehrt, ging langsam zu seinem Lager und legte sich mit einem befriedigten Seufzer nieder. Die durchaus zweckmässigen Handlungen des Hundes könnte man ins Menschliche übersetzen: Jetzt kommt der Alte bald, ich will ihn erwarten. Von dieser Seite kommt er. Da ist er, und ich freue mich. Ich berührte ihn gern, aber ich will mich nicht am Gitter stossen. Jetzt geht er draussen zur Hausthüre, und ich will ihm durchs Haus entgegenlaufen. Macht doch die Thüre auf. Durch diese Thüre kommt er, aber hier nützt das Bellen nichts. Ei, guten Tag! Wie es im Hunde zugegangen ist, weiss ich natürlich nicht. Gewiss kommen Erinnerungen und Verknüpfung dieser in Betracht. Aber die „Association sinnlicher Vorstellungen“ kann doch an sich kein Handeln bewirken, das vollkommen dem eines vernünftigen Wesens gleicht. Begreiflicherweise verfällt man auf Gefühle (ahnende, warnende, treibende), obwohl damit allein nicht viel erklärt ist. Denn eine Aneinanderreihung von Gefühlen würde nichts Brauchbares liefern, es muss ein Band sie verknüpfen und zu dem Analogon einer logischen Folge machen. Wenn die Association die Hauptsache wäre, wie die materialistischen Psychologen gelehrt haben, sodass eine Vorstellung nach bekannten Regeln die andere hervorriefe, so käme wohl eine Reihe von Bildern, ein waches Träumen zu Stande, aber nicht eine nützliche Thätigkeit. Dazu gehört ein auf das Ziel gerichteter Wille, der vergleicht und das Geeignete auswählt. Es ist gar nicht nöthig, weiter auf Einzelheiten und Anekdoten einzugehen. Das Thier muss sich überall den Umständen des einzelnen Falles anpassen und danach sein Benehmen ändern. Es muss daher, obwohl es im Allgemeinen vom Triebe geleitet wird, eine persönliche Thätigkeit entfalten. Schneidet man z. B. einem Thiere seinen Weg zum Futter ab, so wird es einen anderen Weg suchen. Wir haben also einen auf das Futter als Ziel gerichteten Willen und ein Streben nach dem Wege als Mittel. Wie gross die Anpassungsfähigkeit ist, hier also die Zahl der möglichen Wege, das ist bei den verschiedenen Thieren verschieden, und wir unterscheiden danach kluge und dumme Thiere, aber ein gewisser Grad von Anpassungsfähigkeit ist immer da und damit ein zweckmässiges persönliches Handeln. Es muss daher ein Analogon menschlichen Denkens, eine die ratio ersetzende Thätigkeit im Thiere geben. Wie sie sich darstellt, das wissen wir nicht, und das werden wir nie wissen, aber das für uns nicht Erfassbare ist trotzdem da. So erscheint uns die Vernunft des Menschen nicht als ein ganz Neues, als ein auf räthselhafte Weise aus nichts Entstandenes, sondern als eine neue Form, als eine Umformung von Etwas, das schon vorher da war und im eigentlichen Wesen der Vernunft glich. Der vernünftige Geist ist nicht in den Menschen hineingefahren, sondern er hat sich in ihm entfaltet. Irrt der Rationalist nach der einen Richtung hin dadurch, dass er das Thier herabdrückt, in dem er ihm das Analogon der Vernunft abspricht, so irrt er auch nach der anderen Richtung, indem er den Menschen als durchaus vernünftig über das Thier zu erheben sucht. Denn bei genauerer Betrachtung sieht man, dass der Mensch nur in einem sehr begrenzten Sinne als ein vernünftiges Wesen bezeichnet werden darf, dass der grössere Theil seiner Acte denen der Thiere gleicht und daher ihm selbst auch unverständlich ist.

Um dies nun etwas genauer darzuthun, dass uns nicht nur die Thierseele zu einem grossen Theile räthselhaft bleibt, dass vielmehr auch unser eigenes Innere nur zum kleinen Theile zugänglich ist, dazu ist eine Uebersicht über die wichtigsten seelischen Acte nöthig.

Jedes seelische Leben lässt zwei Seiten unterscheiden: die Triebe als primum movens und die gewöhnlich sogenannten Seelenthätigkeiten als Werkzeuge der Triebe und Vermittler zwischen ihnen und der Aussenwelt. Es kann also nicht heissen: entweder Instinct oder Intelligenz, sondern: Triebe mit scheinbarer (nicht individueller) Intelligenz oder Triebe mit wirklicher Intelligenz. Die Verkennung des menschlichen Trieblebens ist ein wirkliches Testimonium paupertatis der Psychologen, und nichts ist jämmerlicher als die Lehre von „den Vorstellungen“, die wie Männerchen in der menschlichen Seele handeln und streiten. Das Verhältniss zwischen Trieb und secundärer Function (etwa: vermittelnder Thätigkeit) kann man sich am besten durch den Vergleich mit einem Manne anschaulich machen, der sowohl den Kopf als auch Glieder und Werkzeuge nöthig hat. Fehlten diese, so könnte ihm der Kopf nichts helfen, und fehlte der Kopf, so blieben Glieder und Werkzeuge in Ruhe, unbenutzt. Die Activität ist Sache des Triebes, oder die Functionen dienen ihm. Insofern sind sie alle instinctiv. Wir nehmen instinctiv wahr und bewegen uns instinctiv, wir fühlen, vergleichen, denken, sprechen instinctiv. Alle Thätigkeiten sind nur Instrumente; ohne Horn entsteht der Klang des Hornes nicht, aber es muss vor allen Dingen Einer da sein, der hineinbläst. Was ist nun ein Trieb? Antwort: etwas, das treibt. Das ist eine kümmerliche Antwort, aber nur ein Schelm giebt mehr als er hat, und wir wissen schlechterdings nicht mehr über die Natur des Triebes. Wir können nur beobachten, wie der Trieb wirkt. Wenn wir z. B. eine Reihe von Wahrnehmungen machen, so lassen die einen uns kalt, die anderen aber erregen lebhaftes Verlangen oder lebhafte Abneigung. Bei näherer Betrachtung sieht man, dass sich die Umstände, die unser Interesse erregen, in Gruppen sondern lassen, dass wir nach bestimmten, aber verschiedenen Richtungen getrieben werden. So viel wir Ziele des Treibens unterscheiden können, so viel Triebe zählen wir auf. Dass wir von verschiedenen, mehr oder weniger selbständigen Trieben mit Recht reden, ergiebt sich nicht nur daraus, dass die Triebe nach Gattung, Art, Geschlecht, Individuum, Lebensalter verschieden entwickelt sind, und zwar in ganz verschiedenen Verhältnissen, sondern auch daraus, dass die eine Triebrichtung mit der anderen in Widerstreit kommen kann, und je nach den Umständen der Sieg sich bald dahin, bald dorthin neigt. Zuletzt bemerkt man, dass die Triebe sich mit der Zeit verändern, aber von der Erfahrung mehr oder weniger unabhängig sind, und dass ihre Ziele vernünftig sind, das Triebhandeln zweckmässig ist, wir mögen es wissen oder nicht. Bei alledem ist uns die Thierbeobachtung vom allergrössten Nutzen. Weil der Mensch sich für ein ens rationale hält, bildet er sich gern ein, seine Handlungen seien seiner Einsicht und Erfahrung zu verdanken, und seine Zwecke seien Ergebniss seiner Ueberlegung. Hätte nicht die Beobachtung gerade der niederen Thiere, besonders der Insecten gezeigt, es gebe ein zweckmässiges Handeln ohne Kenntniss des Zweckes, wir würden es nie glauben. Aber gerade bei den Insecten m u s s der Beobachter einsehen, dass die individuelle Intelligenz unmöglich das Handeln erklären kann, denn auch eine menschliche Intelligenz würde hier nicht ausreichen. Ebenso erkennt man bei den Thieren mit der grössten Sicherheit, dass die Thätigkeit des Triebes und der Erfolg nicht von der Erfahrung abhängen. Erst dann, wenn der Blick durch die Thierbeobachtung geschärft ist, vermag der Beobachter die menschlichen Selbsttäuschungen zu durchdringen und zu erkennen, dass es sich auch beim Menschen in der Hauptsache so verhält wie bei den Thieren. Ich will das Gesagte nur an einigen Beispielen deutlich zu machen suchen. Einer der Haupttriebe ist der Lebenstrieb oder, wie man in Hinsicht auf seine wichtigste Kundgebung sagen kann, die Furcht. Die Psychologen

Der Lebenstrieb oder die Furcht.

wissen in der Regel von ihm nicht viel zu sagen, obwohl sie ohne ihn nicht leben würden, und die gewöhnlichen Menschen wissen für gewöhnlich gar nichts von ihm. Sobald jedoch, wie eine Gefahr sich zeigt, erfasst uns die Angst, und unter geeigneten Umständen entfaltet der Trieb eine Riesenkraft. Das Gefühl der Angst lässt sich wie alle Gefühle in das Rationelle übersetzen, und es heisst dann: ich will nicht sterben (allgemeiner: ich befürchte die Beeinträchtigung meines Lebens). Auf die Frage, warum denn nicht, giebt es keine Antwort *). Wir werden eben zum Leben getrieben, leben sozusagen auf Befehl. Natürlich ist nicht die Angst vor dem Schmerze die Hauptsache, denn wenn mir heute einer sagen würde, ich solle morgen todtchloroformirt werden, so würde mich die Angst ergreifen, obwohl ich aus Erfahrung weiss, dass das Chloroformiren gar nichts Unangenehmes an sich hat. Jeder sagt sich auch, dass das Nichtdasein kein Übel sein kann, und doch erscheint der Wunsch zu leben als so selbstverständlich, dass man über seine Ursache gar nicht nachzudenken pflegt. Wäre aber die Angst vor dem Tode nicht, so würde nicht nur die Mehrzahl der Einzelwesen vorzeitig zu Grunde gehen, weil sie die ihnen drohenden Gefahren nicht beachteten, sondern jeder würde sich vor Schmerz und Kummer in den Tod flüchten, da die Lasten des Lebens gewissermaassen kein Gegengewicht mehr hätten. Sinkt in krankhaften Zuständen der Lebenstrieb, so meldet sich sofort die Sehnsucht nach dem Tode, und es ist, als ob sich fahle Dämmerung auf alles legte, was sonst hell und freundlich aussah. Auch der Gefahr gegenüber machen wir die Beobachtung, dass die Entwickelung der Intelligenz beim Menschen den Trieb zwar nicht vermindert, aber das bewirkt, dass ein beträchtlicher Theil der Einsicht, die bei den Thieren der Trieb aus eigenen Mitteln bestreitet, von der Erfahrung erst erworben werden muss. Das junge Thier erschrickt vor Gefahren und geht ihnen aus dem Wege, obwohl es durch Erfahrung nichts von ihnen wissen kann. Es erbebt vor der Stimme oder dem Geruche des Raubthieres, das es noch gar nicht kennt, es scheut vor Abgründen zurück, obwohl es nie

*) Kinder fragen bekanntlich so lange, bis die dumme Mutter sagt: hör' doch nur mit deinem albernen Gefrage auf!

hineingefallen ist, u. s. w., kurz, der Trieb ist seine Vorsehung. Der junge Mensch würde, wenn er nicht von Seinesgleichen behütet würde, viel mehr Dummheiten machen. Wenn auch im Allgemeinen der Mensch ein Urtheil über die Gefahr hat, so kommen doch auch bei ihm Fälle vor, in denen die Angst ihn erfasst, ohne dass er weiss, wie er dazu kommt. Wenn der Kreislauf in der Lunge gehemmt wird, so tritt die Angst auf, ebenso, wenn sich das unerfassbare „Unheimliche" zeigt*), wenn Ahnungen aufsteigen, und so fort. Offenbar ist auch innerhalb des Menschengeschlechtes der Trieb um so „klüger", je mehr die Lebensbedingungen denen der Thiere gleichen.

Der Geschlechtstrieb.

Bewahrt der Lebenstrieb das Einzelwesen vor dem Tode, so erhält der Geschlechtstrieb die Art. Neulich habe ich in einer gelehrten Arbeit gelesen, von den Trieben der Thiere sei nur der Geschlechtstrieb auch beim Menschen erhalten. Das ist freilich eine naive Auffassung, aber sie zeigt wenigstens, dass bei den Beziehungen der Geschlechter das Instinctive besonders deutlich hervortritt. Ein grosser Theil der Literatur, der grösste Theil der sogenannten schönen Literatur ist der Schilderung des Geschlechtstriebes gewidmet, und unermüdlich, in immer neuen Variationen wird geschildert, wie der Trieb den Menschen glücklich und unglücklich macht, umwandelt, zu allen möglichen Handlungen zwingt, scheinbar zum Narren hat Wir wissen, dass der Knabe gegen das andere Geschlecht gleichgiltig ist, die Mädchen wegen ihrer Feigheit und Kraftlosigkeit verachtet, dass er sich aber, wenn seine Organe eine gewisse Reife erlangt haben, verwandelt, wie zuerst räthselhafte Gefühle ihn unruhig machen und das

*) Wie ähnlich manchmal das Verhalten der Thiere dem der Kinder ist, ersieht man aus folgender Beobachtung. Vor vielen Jahren hatte ich einen jungen, etwa halbjährigen Pudel. Als ich eines Tages nach Hause kam und den langen Corridor betrat, befand sich das Thierchen am anderen Ende des Ganges. Ich schlug mir den Mantel verwogen um den Kopf, beugte die Kniee und humpelte als räthselhafte Figur auf den Pudel zu, jedoch ohne ihn irgendwie zu bedrohen. Erst sah er mich erstaunt an, dann wurde das Gesicht ängstlich, und er zog sich scheu zurück. Endlich brach er in ein verzweifeltes Heulen aus und bebte am ganzen Leibe. Ich gab natürlich den Versuch auf, aber das Zittern hielt noch lange an.

Verlangen nach etwas Unbekanntem erregen, wie sich dann sein Verhalten gegen das andere Geschlecht ändert, er erst Verlegenheit und Scham empfindet, nachher das Verlangen nach Beisammensein sich zu dem nach Berührung steigert. Weiter ist die Sache schwer zu verfolgen, weil sich Belehrung und Beispiel einmengen, doch ist wohl anzunehmen, dass ganz naive junge Menschen auch weiterhin das Richtige finden würden. Bei den Thieren sehen wir deutlich, wie der Trieb nicht nur Gefühle erregt, sondern auch ein ganzes System zweckmässiger Handlungen hervorruft: Aufsuchen des Weibchens, Selbstdarstellung, Kampf, von Seite des Weibchens erst Sprödigkeit, dann Anlocken, bis schliesslich die Vereinigung stattfindet. Die Begattung ist gar keine so einfache Sache, und doch macht jedes Thier ohne Zögern es richtig Es ist, als ob ein Lehrer neben ihm stünde und sagte: jetzt machst Du dies, und jetzt machst Du das. Sicher kennt das Thier das eigenthümliche Gefühl des Gespaltenseins nicht, das beim Menschen den Liebesangelegenheiten oft einen so wunderbaren Charakter giebt. Der Mensch wird nicht nur gezwungen, sondern er fühlt sich auch gezwungen (physiologische Zwangsgefühle, Zwangshandlungen), das Thier aber wirft sich ohne Bedenken in den Strom der Leidenschaft und freut sich, während es von ihm getragen wird, seiner Willenskraft (wenn man sich derart ausdrücken darf).

Natürlich ist es schwer zu sagen, inwieweit das Thier überhaupt Gefühl hat. Auf jeden Fall wird im Allgemeinen im Triebleben des Thieres das Gefühl eine weniger grosse Rolle spielen als die directe Anleitung zum Handeln. Man könnte eine Stufenreihe annehmen, derart, dass auf den unteren Stufen der Trieb sozusagen als schweigender Führer das Handeln leitet, während auf den oberen das Gefühlsleben immer deutlicher wird. Aber auch da, wo die Gefühle deutlicher sind, machen sie nicht das Wesen des Triebes aus, und es ist eine rechte Thorheit, zu sagen: Gefühl oder Trieb. Das Gefühl ist ein Ergebniss der Selbstbeobachtung, es ist nur insoweit da, wie es sich dem Einzelwesen kundgiebt. Der Trieb ist etwas Erschlossenes, das hinter dem innerlich Ergreifbaren steht. Man sagt wohl, ich vertraue mich meinem Gefühle an, ich lasse mich von meinem Gefühle leiten. Aber das Gefühl ist seiner Natur nach dumm und gar nicht geeignet, mich die Mittel zu dem Zwecke finden zu lassen, zu dem ich hingetrieben werde. Wenn ich z. B. ein hübsches Mädchen sehe, so kann ein lebhaftes Gefühl in mir entstehen, das Wohlgefallen an und Verlangen nach dem Mädchen ist. Aber das Gefühl sagt mir nicht, was ich zu thun habe, um das Verlangen zu stillen, durch welches Verfahren ich die ersehnte Befriedigung finde. Nur weil wir den Trieb nicht direct erfassen können, schreiben wir gern dem Gefühle geheimnissvolle Kräfte zu und verwechseln so das Signal mit dem, der das Signal giebt.

Trennung der einzelnen Triebe

Alles, was ich bisher von zwei Trieben gesagt habe, wäre bei den anderen zu wiederholen, bei dem Triebe zu Kindesliebe, der besonders vielfache und sehr zusammengesetzte Handlungen erzeugt, bei dem Triebe zur Geselligkeit, bei der Kampflust, dem Verlangen nach Eigenthum!, der Herrschsucht u. s. w. u. s. w. Eine vollständige Aufzählung der Triebe ist (vor der Hand, vielleicht aber überhaupt) ein undurchführbares Unternehmen. Insbesondere kann man bezweifeln, ob die einzelnen Bethätigungen der Haupttriebe selbständige Triebe zu nennen sind. Im Verhalten eines Vogels gegen seine Jungen könnte man unterscheiden: Brut-Trieb, Futter-Trieb, Schutz-Trieb, Reinlichkeits-Trieb, Vormach-Trieb u. s. w. Verfährt man überall so, so vermehrt sich die Zahl der Triebe ins Unendliche. Mag man mehr Neigung zur Spezialisirung oder zur Zusammenfassung haben, man wird unterscheiden Triebe erster Ordnung und solche untergeordneter Bedeutung. Auch solche Triebe, an deren Selbständigkeit man nicht zweifeln kann, sind doch in gewissem Grade von anderen abhängig, wie Kampflust und Eitelkeit, Sing- und Tanz-Trieb vom Geschlechtstriebe. Dieses ganze Gebiet ist seiner Art nach dunkel, aber es haben sich bisher auch nur Wenige Mühe darum gegeben. Betont sei hier noch, dass auch das sogenannte höhere Geistesleben ohne Trieb-Grundlage nicht bestehen könnte. Bei den als Talente bezeichneten Fähigkeiten, den Anlagen zu bestimmten Künsten und Wissenschaften (z. B. Mathematik, Sprachenkunde) ist es ohne weiteres klar. Jedoch es gäbe überhaupt keinen

Fortschritt und keine Wissenschaft ohne ein triebartiges Verlangen nach Vermehrung und Verwerthung der Kenntnisse. Aber freilich, gerade die Denk-Triebe möchten einer schematischen Bearbeitung ganz besonders grosse Schwierigkeiten bereiten.

Unerkennbarkeit des Charakters. Der alte Rationalist Sokrates verstand nicht viel von dem Triebleben, sonst hätte er nicht sagen können: Erkenne dich selbst. Als ob das am guten Willen läge! Das ist ja gerade das Merkwürdige, dass der Kern unseres Wesens uns ganz verborgen ist. Unter dem Charakter kann man nichts anderes verstehen, als das Stärkeverhältniss der Triebe im Einzelnen. Von vornherein weiss Einer von seinem Charakter gar nichts; er lernt ihn erst im Laufe des Lebens durch Erfahrung kennen, genau so wie den Charakter eines Thieres, das er beobachtet. Ja die meisten Menschen können sich überhaupt nicht ordentlich kennen lernen, weil ihnen das Leben gar nicht die Gelegenheiten bietet, zu erkennen, was eigentlich in ihnen steckt. Zu grossen und practisch wichtigen Verkehrtheiten hat die rationalistische Verkennung der Triebe in der Moral und der Erziehungslehre geführt. Man sieht dies besonders deutlich an der Literatur des 18. Jahrhunderts und vielleicht am meisten an der Moral Kants. Liebenswürdige Eigenschaften sind danach, wenn sie auf natürlichen Antrieben beruhen, moralisch werthlos, sie werden dadurch erst sittlich, dass sie auf Grundsätzen beruhen. In der Wirklichkeit aber werden „Maximen“ Schall und Rauch, wenn sie nicht an den ihnen entsprechenden Trieben ihren Ankergrund finden. Davon will der rationalistische Morallehrer nichts hören; der Mensch soll sich an seinem eigenen Zopfe aus dem Sumpfe ziehen. Um der causa sui zu entgehen, stellt man ein wählendes Ich auf, das durch seine Wahl erst Eigenschaften erwirbt, als ob nicht ein reines Ich ohne bestimmte Eigenschaften eine blosse Abstraction wäre. Wenn der Mensch ein Hampelmann aus Pappe wäre, so könnte man ihn durch Ziehen am Faden des kategorischen Imperativs tanzen lassen, der wirkliche Mensch braucht als Gegenkraft gegen seine eigennützigen Triebe die Triebe zu Mitgefühl und Gerechtigkeit, und hat er diese nicht, so helfen ihm auch die Maximen nichts. Wie hoch stand psychologisch Gall über Kant!

Der Kampf der Triebe.

Es ist wohl anzunehmen, dass alle Menschen alle dem Menschen zukommenden Triebe haben, aber die verschiedenen Charaktere sind deshalb so verschieden, weil nicht nur ein Trieb bei A sehr stark, bei B sehr schwach sein kann, sondern auch das Ergebniss abhängt von dem Verhältnisse der Triebe unter einander. Grosse Eitelkeit z. B. wird sich anders darstellen bei grosser Klugheit, als bei geringer Klugheit. Man spricht von harmonischen und unharmonischen Charakteren, je nachdem die Triebe gut zusammenzustimmen scheinen oder nicht. Aber ein Kampf der Triebe unter einander findet überall statt. Man sollte meinen, der eigentliche Urtrieb, der Lebenstrieb, müsste immer der stärkste sein. Aber schon beim Thiere lässt die erregte Kampflust oder das geschlechtliche Verlangen die Gefahr vergessen, so dass nicht selten das Thier dem Tode geradezu in den Rachen läuft. Den Menschen lässt Pflichtgefühl oder Mitleid, nicht weniger aber auch Eitelkeit, Furcht vor Spott und dgl. dem Tode trotzen. Wenn man von einem Widerstreite der Motive spricht, oder ähnliche Ausdrücke braucht, so handelt es sich immer um den Streit der Triebe. Diese eigenthümlichen inneren Kämpfe haben natürlich der Beobachtung nicht entgehen können, und wenn auch die moralisirende Auffassung eine gewisse Einseitigkeit mitgebracht hat, so hat man doch schon frühzeitig mit treffenden Worten von der Sache gesprochen. Der Apostel Paulus sagt, „dass die Gedanken sich unter einander verklagen", und dass „zwei Gesetze in ihm wohnen", und Goethe spricht von „zwei Seelen in der Brust". Jeder Unbefangene kann dabei nicht umhin, die nach verschiedenen Seiten gehenden Antriebe zu personificiren, ja Racine sagt geradezu, in ihm seien zwei Menschen. Je genauer man das Triebleben verfolgt, um so mehr erscheinen einem die Triebe wie selbständige Wesen, von denen jedes Herz und Kopf hat. Es ist durchaus nicht angebracht, Einen, der das offen ausspricht, lächerlich zu machen, da es sich doch nur um eine anschauliche Darstellung handelt, und im Grunde niemand von den geheimnissvollen Kräften unseres Innern etwas Rechtes weiss.

Die Wahrnehmung.

So wenig wie ein seelisches Leben ohne den Hintergrund der Triebe denkbar ist, ebensowenig könnten die Triebe ohne

Werkzeuge zurecht kommen. Dass eins aufs andere wirke, setzt zunächst die Wahrnehmung voraus. Wahrnehmen heisst, die Empfindungen auf einen Gegenstand beziehen. Es wird wohl von Allen zugegeben, dass eine Erklärung der Empfindungen nicht möglich ist, denn unser ganzes Wissen besteht darin, dass auf gewisse Veränderungen der Sinnesorgane gewisse Empfindungen folgen. Zu sagen, wie das zugehe, das kann niemand von der Psychologie verlangen. Diese pflegt denn auch von den Empfindungen auszugehen und weitläufig zu untersuchen, wie die Empfindungen zur Wahrnehmung werden. Da die empirische Psychologie uns darüber belehren soll, was wir innerlich erleben, so sollte sie auch in diesem Falle von der Erfahrung ausgehen. Jedoch, jeder Redliche muss bekennen, dass er nicht weiss, wie er dazu, kommt etwas wahrzunehmen. Er mag seine Erfahrung durchforschen, wie er will, er wird finden, dass er immer etwas gesehen, gehört u. s. w. hat, dass seine Wahrnehmungen immer von vornherein fertig gewesen sind. Man kann roth sehen, d. h. die Empfindung roth haben, oder man kann etwas Rothes sehen, aber dieses ist immer das Erste, und nur durch künstliche Bemühung gelangen wir dahin, vom Object zu abstrahiren, unsere Wahrnehmung zu zertheilen und die Empfindung als solche zu betrachten. Wenn also ein Psycholog lehrt, wir verschmölzen die Empfindungen und bauten aus ihnen die Wahrnehmungen auf, so trägt er Speculationen vor, aber nicht Ergebnisse der Erfahrung. Aus dem Reiche der Phantasie stammt auch alles, was uns über die „Entstehung" der Raum-Anschauung erzählt wird. Nach Form und Inhalt ist die Wahrnehmung uns fertig gegeben, sie wird nicht aufgebaut, sondern wir versuchen nur hinterher, sie zu zerlegen. Sollte sie wirklich aufgebaut werden, so sind wir an der Sache unschuldig, wir gleichen dann Leuten, die im Zimmer sitzen, denen die arrangirte Speise-Schüssel vorgesetzt wird, und die nicht in die Küche gucken können. Auch die Beziehung auf den Gegenstand ist uns völlig räthselhaft. Schopenhauer hat bekanntlich von „intuitiver" Anwendung der Causalität gesprochen, als suchten wir nach einer Ursache unserer Empfindungen und schüfen dadurch das Object. Andere haben von „unbewussten Schlüssen" geredet, was ungefähr dasselbe besagen will. Natürlich ist von einem Nachweise keine Rede, es heisst nur: es muss so sein, denn wie sollten wir sonst zum Richtigen kommen? Die Annahme von unbewussten Schlüssen überhaupt mag uns bei den sogenannten Sinnestäuschungen sehr einleuchtend vorkommen, aber wenn sie gemacht werden, so geschieht es hinter einer Thüre, die uns für immer verschlossen ist. Wir, und zwar der Gelehrte ebenso wie das Kind, empfangen die Wahrnehmung als ein fertiges Geschenk. Mit anderen Worten, alles, was vor der Wahrnehmung liegen mag, ist nicht Thätigkeit des uns bekannten Ich, somit kein Gegenstand der empirischen Psychologie.

Es ist ja begreiflich, dass die langsame Reifung des Menschen Theoretiker zu der wunderlichen Meinung führen konnte, der Mensch vervollkommene nicht nur seine Wahrnehmung durch Uebung, sondern er lerne erst durch Uebung wahrnehmen. Wäre es so, dann müssten die Thiere, die gleich nach der Geburt die sie interessirenden Gegenstände ganz vortrefflich wahrnehmen, entschieden geistig befähigter sein als der Mensch. Wahrscheinlich sind in dem Maasse, wie die Sinnesorgane und ihr Verhältniss zu einander verschieden sind, die sinnlichen Wahrnehmungen der Thiere von den unsrigen und unter einander verschieden. Aber das ist doch eine Nebensache. Niemand kann bezweifeln, dass die Thiere gerade so wie wir Gegenstände im Raume wahrnehmen. Schopenhauer hat den Muth, allen Thieren die Categorie der Causalität zuzuschreiben. Aber, sagt er, es geschieht „intuitiv“, d. h. anschauungsweise (intueor). Da es sich gerade um die Anschauung handelt, kommt eine Tautologie heraus, aber die wirkliche Uebersetzung von intuitiv heisst: „ich weiss nicht wie“.

Das Ergebniss ist, dass wir die Wahrnehmung nicht begreifen. Die Willkür.
Wir wissen nicht, wie etwas in uns hereinkommt, aber fast noch weniger wissen wir darüber, wie etwas hinausgeht. D. h. wir begreifen die Entstehung einer Bewegung nicht. Man unterscheidet unwillkürliche und willkürliche Bewegungen, es hat aber seine Schwierigkeiten, zu sagen, was denn willkürlich sei. Da sind zunächst Bewegungen des Körpers, von denen wir für gewöhnlich gar nichts wissen, die wir höchstens mit den Sinnen von aussen erfassen, oder deren Folgen wir fühlen

können: der Kreislauf des Blutes und seine Aenderungen, die Bewegungen des Verdauungsrohres (abgesehen von Anfang und Ende), die Bewegungen der Drüsensäfte, u. s. w. Man bezeichnet wohl diese Bewegungen als schlechthin unwillkürliche oder dem Willen entzogene. 'Jedoch ist das nicht ganz richtig, denn die Beobachtungen an Hypnotisirten beweisen (abgesehen von anderen Erfahrungen), dass auch hier das Wollen in gewissem Grade eingreifen kann. Man kann z. B. Röthung bestimmter Hautstellen, den Stuhlgang und den Monatfluss zu bestimmter Zeit durch das Wort hervorrufen. Auch von den Bewegungen, die durch die sogenannten willkürlichen Muskeln bewirkt werden, vollzieht sich ein Theil ganz unwillkürlich und kann nur in geringem Grade absichtlich abgeändert werden: wie die als Reflexe bezeichneten Bewegungen und die Athmung. Im Grunde gleichen der Athmung viele der als willkürlich geltenden Bewegungen, d. h. sie unterliegen dem Willen bei darauf gerichteter Aufmerksamkeit, gehen aber, wenn die Aufmerksamkeit anderweit beschäftigt ist, auch gut vor sich. Luft brauchen wir immer, also geht die Athmung immer fort, und bei willkürlicher Uuterbrechung zwingt der Lufthunger schon nach einer Anzahl von Secunden zum Weiterathmen. Speise brauchen wir nur von Zeit zu Zeit, aber nach einiger Zeit zwingt der Speisehunger ebenso wie der Lufthunger, und wir essen und trinken dann durchaus instinctiv. Das Neugeborene schluckt genau so gut wie der Erwachsene, und der Erwachsene (wenn er nicht Physiologie studirt hat) weiss eben so wenig wie das Neugeborene, was er beim Essen und Trinken thut. Das Gehen gilt in höherem Grade für willkürlich, weil das Kind es scheinbar erst lernt. Aber Niemand glaubt doch, dass das Kind sich eine Vorstellung davon mache, wie es seine Beine benutzen soll, und der Mensch kann sein Leben lang herumlaufen, ohne je an seine Beine zu denken. Man beachte überhaupt, dass ein natürlicher Mensch, von Ausnahmefällen abgesehen, nie an seine Bewegungen denkt. Er sieht nach allen Seiten und weiss nicht, dass er seine Augen bewegt, er spricht und hat keine Ahnung von seinem Kehlkopfe, er benutzt seine Hände, denkt aber nur an das Ziel oder Ergebniss der Arbeit. Nun bleiben etwa noch die künstlichen Bewegungen, die mit Mühe eingeübt werden, wie Schreiben, Clavierspielen, Tanzen, Turnen. Hier könnte man wenigstens in einem Sinne von einer Bewegungsvorstellung sprechen, insofern als der Lehrer die Bewegung vormacht, und der Schüler die angeschaute nachmacht. Es ist bekannt, dass auch diese Bewegungen verhältnissmässig rasch zu unwillkürlichen werden. Wir erwerben Fertigkeit durch Uebung, wie es aber dabei zugeht, das wissen wir nicht. Der sich selbst Beobachtende sieht mit Erstaunen, wie der Wunsch, es richtig zu machen, bei den Wiederholungen auf dunklen Wegen die Glieder erzieht.

Mag man nun an irgend welche Bewegung denken, sei sie willkürlich oder nicht, bei einer jeden kehrt das wieder, dass wir gar keine Ahnung davon haben, wie sie zu Stande kommt. Verfolgen wir die Sache von innen, denken wir uns z. B. eine Frucht, die den Wunsch erregt, sie zu pflücken und zu essen. Wir können dabei den Gedanken haben, ich will die Hand nach ihr ausstrecken, aber wenn wir etwa sehr hungrig und durstig sind, so kann der Gedanke auch wegbleiben, die Hand streckt sich einfach aus und erfullt unseren Wunsch. Passen wir auf, so ist das einzige, was bei der Bewegung innerlich vor sich geht, ein Gefühl davon, eine Reihe von Empfindungen, die wir in Arm und Hand verlegen. Als Mediciner wissen wir, dass bei unseren Bewegungen in der Regel eine grosse Zahl von Muskeln zur Zusammenziehung gebracht werden muss, und dass jeder Muskel einen genau abgemessenen Antrieb erhalten muss. Es müssen also nicht nur die richtigen Muskeln ausgewählt werden, sondern es erfordert auch jeder eine besondere Behandlung, und zwar muss oft von Augenblick zu Augenblick gewechselt werden. Wer führt diese enorme Leistung aus, wer wählt und misst hier? Man stelle sich z. B. eine schwierige Bergbesteigung vor und bedenke, welche Arbeit hier bei der Innervation zu leisten ist. Der Steigende selbst aber weiss nicht, was geschieht, er denkt an den Weg und seine Schwierigkeiten. Wenn ein Physiolog in aller Ruhe das Recept der Innervation aufschreiben sollte, welche Muskeln, wie viel auf jeden und in welchem Tempo, er käme wohl recht mangelhaft damit zu Stande. Jetzt muss eine Spalte übersprungen werden. Der Steigende wirft einen

Blick auf die Formation des Bodens und springt. Der Physiolog sagt hinterher, ja die Empfindungen, die von den Gelenkenden, den Sehnen, den Muskeln u. s. w. ausgehen, die regeln die Stärke der Bewegung. Aber sind es die Empfindungen, die der Springende hat? Irgend etwas fühlt er schon, aber entwirft er etwa einen Plan auf Grund seiner Empfindungen? Er hat sie ja erst, wenn er springt. Aber, sagt der Physiolog, er hat die Erinnerung an frühere Empfindungen. In Wirklichkeit hat der Mensch, d. h. sein Ich, höchstens eine ganz verschwommene Erinnerung an das, was er bei früheren Sprüngen gefühlt hat; und überdem hat er den Sprung, um den es sich handelt, und von dem vielleicht sein Leben abhängt, noch nie gemacht, wie könnte er auf Grund andersartiger Erinnerungen genau das Richtige, die von der individuellen Situation geforderte Innervation blitzschnell herausfinden? Man denke an andere Beispiele, an einen geschickten Clavierspieler, der ein Stück presto vom Blatte spielt, an einen Sänger, der seine Partie vom Blatte singt, an einen Fechter, an Einen, der aus einem brennenden Hause entflieht, u. s. f. Hat man sich einmal die Sache klar gemacht, so wird man auch der allereinfachsten Bewegung gegenüber begreifen, dass wir dabei nicht wissen, was wir thun. Es kann gar kein Zweifel darüber sein, dass die Bewegung beim Thiere ebenso entsteht wie beim Menschen. Der Unterschied kann nur in dem liegen, was der Bewegung vorausgeht, wie der Unterschied zwischen thierischer und menschlicher Wahrnehmung darin liegt, was auf die eigentliche Wahrnehmung folgt. Wir haben wieder den Nebenunterschied, dass sich das Thier rascher entwickelt als der Mensch, dass daher viele Thiere gleich nach der Geburt geschickt herumlaufen, ein Unterschied, der den oberflächlichen Beobachter veranlassen mag, die „instinctive“ Thierbewegung der „erlernten“ Menschenbewegung entgegenzustellen, während er in Wahrheit darthut, dass es ein wirkliches „Erlernen“ gar nicht giebt, da das langsam Entfaltete dem rasch Entfalteten gleicht. Auch in Hinsicht der Vollkommenheit kann man die menschliche Bewegung nicht von der thierischen abtrennen. Jene kann nur einerseits mehr durch den Gedanken gemeistert werden und ist andererseits vielseitiger. Aber in ihrem beschränkten Gebiete erreichen viele Thiere grössere Geschicklichkeit, als der Mensch, von Stärke und Ausdauer nicht zu reden. Die Innervation einer Gemse oder wilden Ziege beim Springen, eines Seglers oder eines Falken beim Fliegen übertrifft die menschlichen Leistungen. Wer sich davor schämt, faule Ausreden zu gebrauchen, daher nicht von „verwickelten Reflexen" spricht, der muss in Bewunderung stille stehen und auf Erklärung verzichten.

Zwischen der räthselhaften Wahrnehmung und der räthselhaften Bewegung liegt das im engeren Sinne geistige Thun. Das Denken. Man kann das Innere einem Glasgefässe vergleichen, dessen Inhalt in den oberen Schichten klar und durchsichtig, in den unteren mehr und mehr trübe und undurchsichtig ist. Klar kommt uns das Logische vor; sich einen inneren Vorgang klar machen, das heisst, ihn in logische Form bringen. Bekanntlich braucht man die Logik nicht zu lernen, sondern Jeder hat sie, wenn er auch ihren Namen nie gehört hat. Ohne dass wir es gemerkt hätten, ist sie in uns gewachsen, und zwar ist sie für uns gänzlich verwachsen mit der Sprache. Wenn man sagt, das Denken in Begriffen müsse doch vor der Sprache dagewesen sein, so ist dagegen nichts einzuwenden, aber wir können uns einen Begriff ohne sprachliche Form durchaus nicht denken, und das Innere eines sprachlosen Menschen (etwa eines unerzogenen Taubstummen) ist uns ganz unbegreiflich. Wie es bei der Entwickelung des Menschengeschlechtes zugegangen ist, kann man nicht wissen, aber wahrscheinlich haben die entstehenden logischen Formen die Sprache sozusagen herausgetrieben und sich mit ihr umkleidet, wie der Krebs mit seinen Schalen. Mag es gewesen sein, wie es will, wir, die der Besinnung fähigen Menschen kennen keine nackte Logik. Deshalb sagen wir auch mit Recht: Wenn die Thiere in Begriffen denken könnten wie wir, so würden sie auch sprechen wie wir. Nebenbei gesagt, wer einmal über das Wunderwerk der Sprache, über Wortform und Syntax ernstlich nachgedacht hat, der sollte für alle Zeiten vor der darwinistischen Rohheit mit ihren zufälligen Variationen gesichert sein. Wir nennen die Logik eine Wissenschaft und sagen, sie gebe die Normen des Denkens. Aber sie beruht nicht wie andere

Wissenschaften auf besonderen Erfahrungen, sie ist nur ein Besinnen darauf, wie wirklich gedacht wird, und sie schafft keine Normen, sondern sie stellt nur die sowieso geltenden zusammen. Ob etwas gedacht werden kann oder muss, das entscheidet der einfache Versuch; der „Wilde" denkt gerade so logisch wie der Gelehrte, der sich auf den Satz vom Widerspruche und auf die anderen metalogischen Sätze, wenn er will, beruft. Sowie aber die Logik psychologisch bearbeitet werden soll, versagt die Psychologie auch hier. Es giebt keine Antwort auf die Frage: Wie entsteht aus Anschauungen und Erinnerungen der Begriff? Mit Wortbrühe werden wir freilich begossen. Da spricht man von schematischen Zwischenformen zwischen der anschaulichen Vorstellung und dem nur im Namen uns gegebenen Begriffe, aber gesehen hat diese Nebel noch niemand. Man mag sich anstellen, wie man will, der Graben zwischen dem irgendwie Anschaulichen und dem Worte, das gar nichts Anschauliches enthält, das wieder nur mit Worten definirt werden kann, bleibt immer unausgefüllt. Wie wir zu den Beziehungsbegriffen, zu den Kategorieen, zu den sogenannten reinen Anschauungen kommen, wie Mathematik möglich ist, u. s. w., von alledem weiss die Psychologie nichts. Wenn ein Psycholog Hypothesen über diese Dinge ausspricht, so treibt er eben nicht mehr empirische Psychologie, denn diese soll aufzeigen, nachweisen, nicht unbeweisbare Möglichkeiten ausdenken.

Eine logische Folge erscheint uns als klar, aber es wird dabei vorausgesetzt, dass die Glieder stetig zusammenhängen. Wenn man jedoch das eigene Denken sorgfältig beobachtet, so sieht man bald, dass ein lückenloser Zusammenhang in der Regel nicht vorhanden ist, dass wir mehr oder weniger in Sprüngen denken, wie etwa Kinder, die eine Treppe hinauf und herunterlaufen, gern mehrere Stufen auf einmal nehmen. Nur da, wo besondere Schwierigkeiten bestehen, oder wo nachgeprüft werden soll, werden die Formen in der Weise ausgefüllt, die die Logik beschreibt. Dass Schlüsse in extenso gezogen werden, das wird im Leben recht selten vorkommen, jedenfalls viel seltener, als man nach der Schule denken sollte. Was geschieht nun bei den Sprüngen des Denkens? Wir wissen es nicht. Man könnte meinen, die fehlenden Glieder würden so rasch gedacht, dass wir uns hinterher nicht auf sie besinnen könnten. Das Denken kann gewiss beschleunigt werden, aber eine gewisse Zeit braucht die Verknüpfung der Begriffe doch. Nun springt aber oft das Ergebniss des Denkens geradezu blitzartig hervor, und zwar geht diesem Ereignisse ein Gefühl der Spannung voraus, erst eine eigenthümliche Leere, und dann ist es da. Ein Gefühl von Gedankenjagd haben wir dabei gar nicht. Eine andere Art ist der plötzliche Einfall. Wir haben früher einen Gedankengang verfolgt, ohne ihn zu Ende zu führen Dann sind andere Thätigkeiten dazwischen getreten, und zwischen diesen oder auch früh nach dem Erwachen, nach kürzerer oder längerer Zeit fällt uns mit einem Male der Schluss oder das Ziel des abgebrochenen Gedankenganges ein. Für uns ist „des Denkens Faden zerrissen", aber der glückliche Erfolg zeigt freilich, dass er in Wirklichkeit doch nicht zerrissen gewesen ist. Nicht selten ist vordem der Gedankengang deshalb abgebrochen worden, weil die Schwierigkeiten zu gross zu sein schienen. Dann ist also gerade das Schwierigste so gethan worden, dass wir nichts davon wissen. Man sagt dann wohl, die Gedanken seien reif geworden, aber wie? Beschleunigung würde nichts dabei geholfen haben. An diese könnte man eher denken, wenn heftige Gemüthsbewegungen das Denken begleiten, wenn z. B. ein Entschluss in der Todesangst gefasst wird. Wenn Rettung erreicht werden soll, so müssen die in Betracht kommenden Möglichkeiten erwogen werden. Für gewöhnlich wäre dazu nicht wenig Zeit nöthig, in der Noth ist mit einem Male der Entschluss da. Was ihm vorausgegangen ist, davon kann keine Rechenschaft gegeben werden, aber folgendes spricht dafür, dass nicht nur rascher, sondern überhaupt anders als sonst gedacht worden ist. Der Erfolg zeigt nämlich (nicht immer natürlich, aber zuweilen), dass die Leistung dem ruhigen Menschen überhaupt nicht möglich gewesen wäre. Geschwindigkeit allein aber kann das nicht machen. Es scheint, dass gerade dann, wenn etwas Besonderes geliefert werden soll, unser gewöhnliches Denken nicht mehr genügt. Es geht etwas in der Tiefe vor sich, wir aber sehen nur die Lücke.

Bekannt und viel besprochen sind die Fälle, in denen oft wiederholte Gedankengänge lückenhaft werden. Es ist dann so, als ob der Vater Vernunft das Kind erst Schritt für Schritt geleitet hätte, dann aber sich mit einer Anregung begnügte und das Kind allein laufen liesse, während er sich anderen Dingen zuwendet. Es beschliesst z. B. Einer, an einen Ort zu gehen, den er schon oft besucht hat, er nimmt Hut und Stock, verliert sich dann im Nachdenken über eine Frage, die ihn an dem Tage besonders beschäftigt. Er kommt an dem Orte an, weiss, was er unterwegs gedacht hat, weiss aber nicht, dass er die Hausthüre geöffnet und geschlossen, den richtigen Weg eingeschlagen hat, Hindernissen ausgewichen ist, an bestimmten Stellen die Richtung gewechselt hat. Oder es kommt vor, dass Einer ganz richtig abschreibt, dabei aber etwas anderes denkt, und hinterher vom Inhalte des Geschriebenen nichts weiss. Ueber ähnliche Erscheinungen liesse sich sehr viel sagen, hier jedoch handelt es sich nur darum, darauf hinzuweisen, dass auch unser Denken in Begriffen Lücken zeigt, dass durchgängige Klarheit auch auf diesem klarsten Gebiete des seelischen Lebens nicht zu finden ist.

Das Gefühl. Man pflegt dem Denken das Fühlen gegenüberzustellen. Man kann es als ein Denken ohne Begriffe bezeichnen und das einzelne Gefühl als ein Urtheil. Die Berechtigung dazu ergiebt sich daraus, dass man in einer seelischen Folge Gefühle durch Urtheile ersetzen kann, ohne das Ergebniss zu ändern, und dass dieselben Handlungen zu Stande kommen, wenn die Stelle eines Urtheiles von einem Gefühle ersetzt worden ist. Genauer gesagt sind die Gefühle bejahende oder verneinende Urtheile, und zwar sind lustvolle Gefühle jenes, unlustvolle dieses. Es liegt auf der Hand, dass Lust, Wollen, Bejahen nur Formen desselben Vorganges sind, und dass sie als Abstracta in der Wirklichkeit einen Gegenstand brauchen, dass es nicht Lust an sich oder Wollen an sich, sondern nur Lust an oder zu etwas Bestimmtem giebt. Als billigende oder missbilligende Urtheile begleiten Gefühle die anderen seelischen Vorgänge. Wenn man in höchst unpassender Weise von einem „Gefühlstone“ der Empfindungen spricht, so will man sagen, dass der Gegenstand der Wahrnehmung vom Ich bejaht oder verneint wird, oder dass eine nach dem Inhalte der Empfindung verschiedene Lust oder Unlust entsteht. Man sieht, nebenbei gesagt, wie falsch es ist, den Schmerz mit den Empfindungen in eine Reihe zu stellen und zu thun, als ob es einen Schmerz an sich gäbe. Nur weil wir von der Unlust überwältigt werden und das Objective (Stechen, Brennen u. s. w.) vernachlässigen, spricht man von dem Schmerze schlechtweg. In ähnlicher Weise bezeichnet man zuweilen die höchsten Grade der Lust, besonders die Wollust, unter Nichtansetzung des Objectiven als Lust schlechtweg. Weil der Schmerz Missbilligung, nicht Empfindung ist, spricht die Sprache mit Recht von Seelenschmerzen. Im Allgemeinen macht die Sprache keinen grossen Unterschied zwischen Empfindung und Gefühl, wahrscheinlich deshalb, weil bald mehr das Objective (der Inhalt), bald mehr das Subjective (die Billigung) in's Auge gefasst wird. Immerhin ist die in der Psychologie übliche Unterscheidung zweckmässig. Spannung z. B. ist eine Empfindung, die von angenehmen oder unangenehmen Gefühlen begleitet sein kann. Schlimm genug, dass man so etwas sagen muss. Wie die Wahrnehmung, so begleiten auch das Denken Gefühle, Lust die Zusammenstimmung, Unlust den Widerspruch, ja im Deutschen wird die Unlust des Widerspruches geradezu als die Noth bezeichnet, da nothwendig eben das ist, was den Widerspruch abwendet. Abgesehen von den logischen Gefühlen, weckt der Inhalt des Gedachten Gefühle, je nachdem dieser oder jener Trieb erregt wird. Die Poesie z. B. ist nichts anderes als die Kunst, durch Worte unsere Triebe anklingen zu lassen und damit starke Gefühle zu erregen. Eine wunderbare Leistung ist die sprachliche Bestimmung der Gefühle: Liebe, Bewunderung, Verehrung, Dankbarkeit, Hass, Zorn, Rache, Neid u. s. w. Wie steht es nun mit der viel beklagten Unklarheit, Räthselhaftigkeit der Gefühle, die diese Gebilde zu Schmerzenskindern der Psychologie macht? Man muss da wieder fragen, wie wir denn dazu kommen, überhaupt ein selbständiges Gefühl zu deuten, d. h. in ein Urtheil zu übersetzen. Das eine ist ja dem anderen so wenig ähnlich wie möglich. Nach menschlicher Auffassung können wir nur durch die Erfahrung dazu kommen, dadurch, dass sich bestimmte Handlungen an bestimmte Gefühle anschliessen. Besonders der ersten Liebesgefühle geheimnissvolles Wesen ist ein unerschöpfliches Thema. Der junge Mensch fühlt und fühlt, und weiss nicht was Erst dadurch, dass er Erfahrungen macht, lernt er sich verstehen und auch den Grad des Gefühles auslegen, z. B. ob es heisst: dein Anblick macht mir Freude, oder: ich möchte dich ein wenig anfühlen, oder: ich möchte dich auffressen. So lernt man erst allmählich auch den Neid verstehen, die Eitelkeit und anderes mehr. Wie vieles thun wir, ohne zu begreifen, dass das Gefühl, das uns bewegt, in Begriffen lautet: ich möchte gelobt sein. Soweit wie die Gefühle bei Allen vorkommen, tragen sie einen Namen, und man kann über sie reden. Dagegen haben neue Gefühle thatsächlich einen räthselhaften Charakter. Sind sie sehr lebhaft, so kann uns unser unwillkürliches Thun aufklären. Sind sie aber schwach, oder werden sie durch Gegengefühle gesperrt, so mögen wir uns den Kopf zerbrechen. Wie oft z. B. befällt uns beim Anblicke neuer Menschen ein Gefühl, das wir nicht verstehen, das sich aber der Vorsichtige als Warnung dienen lässt. Ferner entstehen Schwierigkeiten durch die Verknüpfung von Gefühlen. Diese können einander begegnen, kreuzen, bekämpfen, durchdringen, und das Ergebniss behält etwas Unklares. Aber trotz der Schwierigkeit des Verständnisses gehören die Gefühle nicht zu den eigentlich „dunklen Punkten" des Seelenlebens, weil wir uns ihres Entstehens und ihrer Art gut erinnern können, wir sie sozusagen deutlich vor uns sehen.

Unterscheiden. Dagegen die Vorgänge ohne Worte, die wir als Vergleichen, Unterscheiden, Auswählen oder ähnlich bezeichnen, sind kaum zu fassen. Wir bekommen zwar das Ergebniss in die Hand, können aber nicht recht sagen, wie es zugegangen ist. Wenn der Mensch beobachtet, der Jäger in der Natur, der Corrector in der Schrift, der Offizier beim Exerciren, das Weib im Verkehre der Geschlechter, so fallen ihm ganz geringe Unterschiede auf, und blitzschnell hat er ihre Bedeutung erfasst. Die Sinnesschärfe spielt dabei nur eine Nebenrolle, die Uebung steigert die Fähigkeit (auf unbegreifliche Weise), aber sie macht sie nicht. Wir sehen an den Thieren, dass sie (natürlich in ihrem Bereiche) mindestens eben so scharf beobachten wie der Mensch, und fragen uns da erst recht, wie stellen sie es an? Einer meiner Hunde*) hatte in der Küche beobachtet, dass der Zughund der Waschfrau gefüttert wurde, und hatte sich in seinem Hundeneide offenbar darüber geärgert. Gewöhnlich war er in meinem Zimmer im ersten Stocke und lag dann ruhig in seinem Korbe. Das Zimmer war durch Thüren und Doppelfenster abgeschlossen. Auf der lebhaften Strasse fuhren unaufhörlich Pferdewagen, Kinderwagen, Buchhändler-Karren, Hundewagen, gingen sehr viele Menschen und nicht wenige Hunde. Alles das kümmerte meinen Hund gar nicht, aber wenn er knurrend den Kopf hob, so wusste ich, jetzt biegt der Waschfrau-Hund um die Strassenecke. Jedesmal war es richtig, und ich konnte trotz aller Mühe das richtige Geräusch nicht herausfinden. Es werden also, sobald wie das Interesse dahinter steht, die feinsten Unterschiede richtig und rasch erfasst. Man denke auch an die dressirten Thiere, die sich nach kaum wahrnehmbaren Bewegungen ihres Erziehers richten. Mit dem öden Worte Association kommt man natürlich nicht aus. Es tritt nämlich zu dem richtigen Vergleichen sofort auch das richtige Handeln. Man nehme die Jagd. Mensch und Thier verhalten sich da fast ganz gleich, d. h. wenn der Mensch ein guter Jäger ist. Auf die Erkenntniss muss sofort der Entschluss folgen, denn sonst ist die Beute verloren. Wollte man von dem sicheren Instincte im alten Sinne reden, so wäre zu erwidern, dass jede Jagd eine andere ist, das Handeln muss sich nach dem einzelnen Falle richten. Wollte man von dem geschwinden Denken des geschulten Mannes reden, so wäre zu sagen, dass er doch nichts anderes leistet, als das Raubthier. Kurz, der Psycholog ist wiederum in Noth.

Ein weiteres Gebiet ist die Lehre vom Gedächtnisse. Wir erinnern uns, und wir vergessen, aber warum es bald so geht, bald anders, warum unser Wille bald sein Ziel erreicht, bald nicht, und wer im zweiten Falle eigentlich über die Erinnerungen verfügt, das wissen wir nicht. Kant schrieb, als Gedächtniss

*) Man verzeihe, dass ich immer auf meine Hunde zurückkomme, aber ich möchte die Beispiele aus der eigenen Erfahrung nehmen und auf Beobachtungen hinweisen, die Jeder machen kann, nicht auf Anekdoten, wie sie in den Zeitungen stehen.

er seinen Diener Lampe weggeschickt hatte, auf einen Zettel: Lampe muss vergessen werden. Dass aber das Vergessen eine recht schwere Kunst ist, das zeigt schon der alte Wunsch nach einem Tranke Lethe. Wie reich wären wir, wenn wir über unsere Erinnerungen verfügen könnten! Aber die Schätze, die wir in uns tragen, sind allzu oft verschlossen. Bekanntlich spricht man von vollständigen und unvollständigen Erinnerungen; das Wahrgenommene oder sonst Erlebte kann uns ganz wiederkehren, in der Regel wird es allmählich blasser und lückenhaft, wie etwa ein Wandgemälde allmählich erlischt, oft kommt es zu der seltsamen Erscheinung einer „dunklen Erinnerung", von der wir reden, wenn uns sozusagen eine zerfliessende Wolke vorschwebt und ein Gefühl uns sagt, sie bedeute etwas Vergangenes. Die Fähigkeit, sich zu erinnern, ist bei den verschiedenen Menschen sehr verschieden. Es soll Menschen geben, die sich willkürlich das Gesicht eines Abwesenden hervorrufen können, wie es wirklich aussieht, oder die eine Melodie in sich erklingen lassen können. Andere können sich nur Gedachtes wiederholen; versuchen sie, Wahrgenommenes zurückzurufen, so tritt nur eine dunkle Erinnerung ein, oder sie gelangen doch nur zu einer Beschreibung mit Worten. Denke ich z. B. an Heidelberg, so stelle ich mir vor, ich stünde auf der Neuenheimer Brücke und sähe nach Morgen. Dann, weiss ich, fliesst der Neckar auf mich zu, rechts liegt die Stadt, links Neuenheim, hinter der Stadt die grünen Berge und über dem östlichen Ende das Schloss. Ich kann auch noch auf weitere Einzelheiten eingehen, aber alles in Begriffen; dabei habe ich allerdings ein räthselhaftes Gefühl, als sähe ich eine Art von Umrissen, hie und da wohl auch Farben. Dieses ist sicher ein Irrthum, ich weiss nur, dass, als ich das Wirkliche sah, ich da diese, dort jene Farbe gesehen habe. Und doch sind wir alle fähig, das Geschehene wirklich wieder zu sehen, denn der Traum und dem Traume verwandte Zustände beweisen es. Es braucht dem vernünftigen Ich nur ein Schleier übergeworfen zu werden, dann öffnet sich die Tiefe, Altes und Neues, Gleichgiltiges und Werthvolles taucht bald in der früheren Gestalt, bald in phantastischer Umformung, aber immer mit sinnlicher Fülle vor uns auf: wir hallucíniren. Mag es sich um den Uebergang vom Wachen zum Schlafe, um einen hypnotischen Zustand, um eine leichte Narkose, um schwaches Fieber handeln, immer kommen dann die Erinnerungen wie Gespenster, die Blut getrunken haben, und zwar nach ihrem (oder auch eines Hypnotisirenden) Willen, nicht nach unserem Willen, obwohl wir uns doch noch leidlich frei vorkommen. Wenn ich ein wenig Fieber habe, aber nicht sicher darüber bin, so brauche ich nur die Augen zuzumachen, dann ziehen Gestalten an mir vorüber, etwas, das im gesunden Zustande nie vorkommt. Seit dem Tode meiner Mutter habe ich ihre Stimme nie wieder gehört; nur ein einzigesmal, als ich in einer traurigen Zeit mich nach Tische zur Ruhe hingesetzt hatte, habe ich die liebe Stimme genau so gehört wie einst. An diesem Beispiele sieht man, wie ganz anders unser Leben sein würde, wenn wir Macht über unsere Erinnerungen hätten. Wir könnten ja dann alles wieder erleben, was uns Freude gemacht hat, unsere Todten treffen, schöne Reisen machen, alle die gute Musik wiederhören und die Kunstwerke wiedersehen, die wir kennen, wieder jung werden. Auch über die gewöhnlichen Erinnerungen verfügen wir nicht frei, mögen sie abgeblasste Bilder sein, oder Worte. Jeder weiss, dass man sich nicht auf alles und auf das Meiste nicht zu jeder Zeit besinnen kann. Manche wenden dann künstliche Methoden an (Durchgehen des Alphabetes und dergl.), in der Regel aber spannt man nur seinen Willen an und weiss nicht, wie man das macht, d. h. man hat ein Gefühl der Spannung, und es kommt einem vor, als arbeitete etwas im Inneren. Mit einem Male fällt uns das Gesuchte ein. Mit Recht hat man sich von jeher besonders über die Fälle gewundert, in denen die Spannung erfolglos zu sein schien, das Suchen aufgegeben wurde, und dann, manchmal nach geraumer Zeit, während irgend einer Thätigkeit die gesuchte Erinnerung auftaucht. Es ist, als ob man einen Jagdhund unter „such, such“ in die Wälder der Vergangenheit geschickt hätte, und dieser nun mit einem Male das Wild apportirte. Dabei handelt es sich um einen ähnlichen Fall wie bei der schon erwähnten Fortführung von Gedankengängen hinter unserem Rücken. Die Wiederbringung des Verlorenen ist allerdings einfacher, sie

4

kommt aber häufiger vor und ist deshalb bekannter. Zu erinnern ist auch an die Phantasie-Arbeit in der Tiefe. Wie dem Denker die Lösung seiner Fragen „einfällt“, so empfängt der Künstler die Idee seines Kunstwerkes scheinbar als Geschenk. Gerade diese Eigenthümlichkeit der künstlerischen Thätigkeit ist oft besprochen worden, und man hat sie vielfach als Eingebung des Genius, als Inspiration bezeichnet. Jedoch ist hier, wie bei der Gedankenarbeit, der Erfolg nicht zu haben ohne vorausgehende Arbeit. Der Künstler hat sich vorher am Stoffe abgemüht, hat seinen Willen ganz auf sein Ziel gerichtet, und das, was ihm dann nach der Ruhe einfällt, ist durch seine Arbeit vorbereitet. Aber freilich die Vollendung, die glückliche Zusammenfügung ist, ohne dass er wüsste, wie, hinter seinem Rücken vor sich gegangen. Auch abgesehen von den „Conceptionen“ im eigentlichen Sinne ist es bei wissenschaftlicher oder künstlerischer Thätigkeit so, dass die geistige Arbeit auch dann fortschreitet, wenn das Bewusstsein nicht auf sie gerichtet ist. Wenn nur die Pausen nicht allzulang sind, so findet sich der Arbeiter bei der Wiederaufnahme seiner Thätigkeit gefördert. Es ist, als ob Jemand inzwischen daran gearbeitet hätte, und das Märchen von den Heinzelmännchen drückt dieses Gefühl sehr anmuthig aus.

Die Conception.

Der Begriff des Unbewussten

Es sei genug an Beispielen aus der Psychologie, denn ich strebe nicht nach Vollständigkeit. Ich wollte nur darauf hinweisen, dass sich in allen Gebieten seelischer Thätigkeit Lücken zeigen, die wir nicht ausfüllen können, dass wir das seelische Leben nur zum kleinen Theile verstehen. Ist es so, dann muss die empirische Psychologie als eine hoffnungslose Wissenschaft bezeichnet werden. Sie kann ihr Gebiet nicht einmal übersehen, und sie ermangelt vollständig der Mittel, die ungelösten Aufgaben zu lösen. Der Psycholog hat schlechterdings nichts als die Beobachtung seiner selbst und den Analogieschluss. Alles, was er ausserdem thun kann, die Vervielfältigung der Beobachtung, der Versuch, kann die Gebiete nicht erreichen, die der Selbstbeobachtung verschlossen sind. Die gewaltige Arbeit, die die Psychologen in der neueren Zeit geleistet haben, hat die Grenzen der Erkenntniss ganz und gar nicht erweitert. Mehr oder weniger werthvolle Einzelkenntnisse sind erlangt worden, wo man früher nur das Dass wusste, weiss man jetzt vielfach das Wieviel und das Wielange, aber alle Fortschritte liegen auf dem kleinen Gebiete, das uns bei innerer Betrachtung als hell erscheint. Dieses ist nicht grösser geworden, und das dunkle Reich ist nicht kleiner geworden. Der grösste Fortschritt ist offenbar der, dass die Erkenntniss unseres Nichtwissens gesteigert worden ist. Ich bin kein Anhänger E. v. Hartmanns, und kann die Art, wie er den Begriff des Unbewussten verwandt hat, nicht billigen, aber der Nachweis, den er als ganz junger Mann geführt hat, dass und wie wir überall auf Vorgänge stossen, die mit den seelischen zusammenhängen und doch für uns unbewusst sind, dieser Nachweis wird für alle Zeiten ihm ein Denkmal sein*). Es wäre gut, wenn sich die Naturkundigen, an die ich mich vornehmlich wende, mehr als bisher darum kümmerten, und die absprechende Weise, mit der in ihren Schriften Hartmann nicht selten behandelt wird, scheint mir ein Zeichen der Unkenntniss zu sein. Soviel ist sicher, die empirische Psychologie scheitert am Begriffe des „Unbewussten". Sie muss entweder darauf verzichten, Wissenschaft vom seelischen Leben zu sein, oder sie muss über die Empirie hinausgehen und der Metaphysik die Hand reichen. In jenem Falle verzichtet sie auf die Erörterung der Fragen, die den Menschen eigentlich interessiren und geht in der Kleinarbeit auf, zu der ihre Kraft reicht. Vielfach ist es thatsächlich so gekommen. Viele Psychologen setzen ihren Stolz darein, auf alle philosophischen Fragen zu schweigen und sie als nicht wissenschaftlich abzulehnen; sie wollen lieber im Kleinen treu und genau sein, als sich mit Vermuthungen einlassen. Jedoch der Skepticismus ist eine schwere Sache. Am Ende können die stolzen Empiriker doch nicht ohne Hypothesen leben, sie machen welche, ohne viel zu fragen, und nicht selten behandeln gerade Die, die die Metaphysik am meisten verachten, in naiver Weise ihre eigene Metaphysik als selbstverständliche Voraussetzung. Die Anderen, die die heutige Thätigkeit der Psychologen zwar

*) Inzwischen ist der grosse Mann gestorben. In ihm war mehr Philosophie als in einer Anzahl von Fakultäten.

als nützlich anerkennen, aber nicht gerade nach ihrem Geschmacke finden, scheinen vor der Hand ein kleines Häuflein zu sein, aber das kann ihnen nichts ausmachen, sie werden fortfahren, über das nachzudenken, was ihnen des Nachdenkens werth zu sein scheint, und die von der Philosophie abgerissene Psychologie wieder an sie anzuknüpfen.

Dass den Rationalisten das Unbewusste sehr zuwider ist, das begreift sich. Sie schieben es bei Seite oder leugnen es. Sie erkennen etwa geringe Grade des Bewusstseins an, sprechen von dunkel bewussten Vorstellungen und dergl., obwohl auch diesen Dingen das Odium der Unbegreiflichkeit anhaftet. Wenn es irgend angeht, weisen sie darauf hin, dass anfänglich bewusste Vorgänge bei Wiederholung auch ohne die darauf gerichtete Aufmerksamkeit ablaufen und schliesslich „automatisirt“ werden. So möchte es wohl auch bei den anderen unbewussten Vorgängen sein: sie würden rationell erworben, erlernt, eingeübt, mechanisirt. Solche naive Bestrebungen kann man belächeln, aber das ist richtig, dass der Begriff des Unbewussten als eine Verneinung Missdeutungen ausgesetzt ist, und dass wir genau sagen müssen, was wir dabei denken. Seele ist uns das durch innere Beobachtung Erfassbare, also scheinen seelische Vorgänge, die nicht beobachtet werden können, ein Unding zu sein. Die Erfahrung ergiebt jedoch, dass wir durch den Zusammenhang oder den Erfolg vielfach genöthigt werden seelische Vorgänge da zu suchen, vorauszusetzen, zu erwarten, wo wir in unserem Bewusstsein oder Ich sie nicht auffinden können. Wir können, streng genommen, ihre Existenz nicht behaupten, wir müssen nur sagen, hier ist eine Lücke, und wir vermögen diese Lücke nicht anders auszufüllen, als durch die Annahme einer Thätigkeit, die der seelischen wesensgleich ist. Ich bin einer Sache bewusst, heisst nichts anderes, als: ich weiss von ihr, ich kann mich ihrer entsinnen, von ihr Rechenschaft geben. Wenn daher ein innerer Vorgang nach seinem Ablaufe sofort und dauernd vergessen würde, so würden wir von ihm kein Bewusstsein haben. Es ist aber ersichtlich, dass so etwas mit unbewusst nicht gemeint wird. Man könnte sagen, unbewusst sind die Vorgänge, an denen unser Ich nicht Theil hat, die ausserhalb der Ich-Sphäre verlaufen, oder ähnlich. Immerhin ist das Wort Bewusstsein so eingebürgert, dass wir uns mit ihm behelfen müssen.

Ferner ergiebt sich bei genauerem Zusehen, dass unter „unbewusst“ Vorgänge zusammengefasst werden, die in gewissem Grade verschieden sind, denn man könnte relativ Unbewusstes und absolut Unbewusstes unterscheiden. Es giebt nämlich viele Vorgänge, die bald bewusst, bald unbewusst verlaufen. Hierher gehören die „automatisirten“ Thätigkeiten, reden, schreiben, clavierspielen, tanzen u. s. w., während die Aufmerksamkeit anderswohin gerichtet ist, das Handeln in der Zerstreutheit, Selbsttäuschung durch Unterschieben falscher Motive und Anderes mehr. Hier können wir, wenn wir wollen, den Vorgang in das Bewusstsein heben, wie man sagt. Ist er vorüber, so können wir uns durch angespannte Aufmerksamkeit wenigstens auf Theile von ihm besinnen. Auch gehört hierher, wenigstens in der Hauptsache, die sogenannte Spaltung der Persönlichkeit, die durch krankhafte Zustände oder durch Suggestion eines Anderen bewirkt wird. Da wird, bildlich gesprochen, eine Schranke errichtet, die dem Ich zeitweise einen Theil seines Inhaltes unzugänglich macht. Aber die Schranke kann niedergelegt werden, die Erinnerung kann zurückkehren oder zurückgerufen werden. Dagegen ist absolut unbewusst das, was nie dem Ich angehört hat, das, zu dem kein Weg aus dem Bewusstsein führt, das nie gewusst, nur erschlossen werden kann. Hierher gehören die Triebe, die Vorgänge vor der Wahrnehmung und nach dem Willen zur Bewegung, die Vorgänge, die unser bewusstes Leben durchbrechen, und die durch ihre relative Zeitlosigkeit und andere Züge ihre Verschiedenheit von der uns vertrauten seelischen Thätigkeit darthun. Natürlich ist das absolut Unbewusste die Hauptsache, das relativ Unbewusste die Nebensache. Man muss der Trennung eingedenk sein, aber es ist nicht zu verkennen, dass da und dort Uebergänge vorhanden sind, wie solche auch das relativ Unbewusste mit dem Bewussten verknüpfen.

Mein werthgeschätzter College Bleuler hat vor kurzem einen anregenden Aufsatz über das Unbewusste geschrieben*),

*) Bewusstsein und Association. Journal für Psychologie und Neurologie VI, 3/4, S. 126. 1905.

der reich an lehrreichen Beispielen ist. Er glaubt, eine Theorie aufzustellen, indem er sagt, die unbewussten Vorgänge seien deshalb nicht bewusst, weil ihnen die „Association mit dem Ichkomplex“ fehle. Mir scheint das nur eine Umschreibung zu sein, denn die Frage ist eben die, warum gewisse Vorgänge mit dem Ich nicht verknüpft sind, oder sogar nicht verknüpft werden können. Eine Art von Fingerzeig scheint mir durch die Rücksicht auf die Zweckmässigkeit gegeben zu werden. Jede bewusste oder Ich-Thätigkeit braucht verhältnissmässig viel Zeit und macht Mühe. Alle wissen, dass die unwillkürlichen Thätigkeiten uns nicht ermüden, wie Kreislauf, Athmung, Verdauung. Je mehr eine Thätigkeit „organisch“ wird, um so leichter geht sie vor sich. Das leuchtet ein im Gebiete des relativ Unbewussten; in dem Grade, wie Fähigkeiten durch Uebung befestigt werden, ebensoviel leichter, sicherer, rascher werden sie ausgeübt. In diesem Uebergangsgebiete schreiben wir auch das relativ Unbewusste unserem Ich zu, und thatsächlich ist die Mühe nur vermindert, nicht aufgehoben, da trotz aller Uebung die Thätigkeit müde macht. Ganz anders bei dem absolut Unbewussten. Blitzschnell und vollkommen mühelos wird hier das Ziel erreicht. Am deutlichsten ist das bei der Wahrnehmung und bei der Innervation. Müssten wir das Wahrnehmen lernen, wir stürben, ehe wir fertig wären. Angenommen, das Ich könnte die Innervation besorgen, so würde das doch so langsam gehen, und wir würden dabei so rasch müde werden, dass das Leben gar nicht möglich wäre. Aehnlich ist es in den Nothfällen, auf die ich früher hingewiesen habe. Bei dringender Gefahr treten Erkenntniss und Entschluss so rasch ein, wie es das Ich nicht leisten könnte. Die unbewusste Thätigkeit rettet also vor der Gefahr. Auch die „Geschenke der Musen“ scheinen uns mühelos zu sein, wenn freilich auch Mühe vorausgegangen ist. Hier macht es den Eindruck, als würde eine Leistung, die die Kräfte des Ich übersteigt, wegen ihres Werthes gnadenweise durch unbewusste Thätigkeit möglich gemacht. Offenbar ist auch die Unzugänglichkeit des Trieblebens zweckmässig. Wenn sich bei den lebenswichtigen Functionen das Ich einmengen könnte, so würde es wohl mehr

Hindernisse als Forderungen geben. Man sieht ja oft genug, wie die Liebe durch die Vernunft ruinirt wird. Teleologische Betrachtungen sind immer gut, denn sie zeigen Thatsachen auf. Wie es zur Zweckmässigkeit gekommen ist, das ist eine Frage für sich, und ob wir es herausfinden oder nicht, die Zweckmässigkeit bleibt doch bestehen. Wir dürfen daher nach dem Zwecke des Ich fragen. Seine Nützlichkeit scheint aber weniger einzuleuchten als die der unbewussten Vorgänge Es macht unsicher, langsam, mit ihm kommt Zweifel, Zwiespalt. Thatsachlich ist die Individualisation nicht nur das grösste Wunder, sondern auch die schwerste Frage. Eine ausreichende Antwort werden wir Menschen schwerlich finden. Wir sagen uns, sie muss ein Ziel sein, da sie mit der Entwickelung stetig zunimmt. Im Thierreiche freilich sehen wir nicht deutlich, was das höher entwickelte Thier vor dem einfacheren voraushat; sie finden alle ihr Futter und sorgen für ihre Art, die einen wie die anderen. Beim Menschen aber scheint allerdings das, was wir Fortschritt nennen, an die bewusste oder Ich-Thätigkeit geknupft zu sein. Man wird nicht sagen können, dass der menschliche Fortschritt allein von dem Denken in Begriffen, dessen Entwickelung sich durch die Sprache kund giebt, abhänge. Vielmehr ist jedes Denken nur ein Theil des Wachsthumes an Geisteskraft überhaupt. Der gewaltige Grössenunterschied zwischen dem Gehirn des Menschen und dem der Affen ist nicht nur ein Ausdruck dafür, dass jener in Begriffen denken und sprechen kann, sondern er zeigt auch an, dass neue Triebe beim Menschen aufgetreten sind und die alten sich anders entwickelt haben. Gewiss wären die Affen auch ohne Begriff-Sprache mancher Fortschritte fähig, wenn nicht ihr Gehirn überhaupt zu weiteren Leistungen untauglich wäre. Dass z. B. die Affen, obwohl sie sich gern am Feuer wärmen, niemals darauf kommen, Holz nachzulegen, wie die Reisenden übereinstimmend berichten, dass es ihnen nicht einfällt, Steine durch Hebelkraft zu heben, überhaupt sich irgend welcher Werkzeuge zu bedienen, während sie verschlossene Behälter öffnen können und mit menschlichen Gebrauchsgegenständen geschickt spielen, das deutet auf solches Unvermögen. Wenn das Thier ohne Begriffe einen Knoten löst, so müsste es doch auch ohne Begriffe durch ein Stück Holz das Feuer erhalten können. Mag das nun sein, wie es will, dass zu einem wesentlichen Theile die menschlichen Leistungen von der Sprache abhängen, d. h. von der eigentlichen Ich-Thätigkeit, das ist nicht zu bezweifeln. Unsere Ueberlegungen haben uns ja gezeigt, dass von allen seelischen Vorgängen nur die in Worte gefassten uns klar sind. Hier fühlt sich das Ich zu Hause, je bewusster wir denken, um so lückenloser fügen wir Wort an Wort. Alles, was nicht in Worte eingeht, hat den Anschein des Unerklärlichen, Dunkeln, Geheimnissvollen, in ihm spricht sozusagen die Natur, in den Worten der Mensch selbst. Vermöge seiner ratio löst sich der Mensch von der Natur ab und gewinnt Selbständigkeit. Er lebt nicht in der Gegenwart allein, sondern erwirbt denkend Vergangenheit und Zukunft, er setzt sich Zwecke, bewahrt und steigert das Erlernte, gemeinsame Thätigkeit führt vorwärts. Das freigelassene Kind fällt leichter als das geführte, so stolpert auch das bewusste Denken leichter als die unbewusste Thätigkeit, aber das „Auf eigenen Füssen stehen" ist eben ohne Irrthum und Fehler nicht möglich. Wäre das Wohlbefinden der Menschen das eigentliche Ziel, so könnte man die Steigerung der Bewusstheit durch Denken für bedenklich halten, aber die Entwickelung führt offenbar trotz aller Leiden zur relativen Selbständigkeit des Menschen, zu immer grösserer Bewusstheit. Diese muss also auch im Sinne des Ganzen werthvoll sein. Wie dem Menschen gegenüber den anderen irdischen Einzelwesen nur ein höherer Grad von Bewusstheit kommt, da doch die anderen auch bewusst wahrnehmen, fühlen, wollen müssen, so ist auch die ihm eigene Vernunft nur eine besondere Gestalt des allen Wesen zukommenden Vermögens. Unsere Vernunft ist ad usum hominis hergestellt, sie ist so, wie sie für unsere Bedürfnisse sein muss. Man kann auch sagen, sie ist individualisirte Vernunft, aber im Grunde ist sie doch gleichen Wesens mit der Vernunft, die Alles durchdringt. Der einfachste Beweis dafür ist, dass wir Naturereignisse berechnen können. Von diesem Gesichtspunkte aus muss man sagen, auch die Thiere haben Vernunft; sie handeln logisch, aber wir wissen nicht, wie es zugeht, und sie wissen es auch nicht. Das ist auch ein Gewinn, den der Nachweis der unbewussten Vorgänge im Menschen bringt, dass er den schroffen Gegensatz zwischen dem Menschen und den anderen Einzelwesen aufhebt. Wir sehen an uns, dass die bewusste und die unbewusste Thätigkeit durch die Form verschieden sind, nicht im Wesen. Wir sehen, dass auch im Thiere, obschon in anderem Verhältnisse als im Menschen, unbewusste und bewusste Vorgänge ablaufen. Wir können nicht daran zweifeln, dass die unbewussten da und dort (zu einem grossen Theile wenigstens) dieselben sind. Wir kommen daher leichter zu der Erkenntniss, dass den Thieren zwar nicht unsere Vernunft, aber doch ein Analogon davon zukomme. Die ewige Weisheit führt das Thier an kurzer, uns an langer Leine.

Die Bedeutung unbewussten Vorgänge

Wir hatten bemerkt, dass die für uns unbewussten Vorgänge in uns zweckmässig sind, wir müssen aber fragen, wie sind sie möglich? Jeder Versuch, diese Frage zu beantworten, bringt uns mitten in die Metaphysik hinein. Da die unbewussten Vorgänge nicht in unser Bewusstsein fallen, müssen sie entweder in gar kein oder in ein anderes Bewusstsein fallen. Wir mögen dies oder jenes glauben, immer hängt unsere Antwort von der Ansicht über das Verhältniss zwischen dem Materiellen und dem Seelischen ab. Weitaus die meisten Menschen glauben so fest an eine an sich seiende materielle Welt, dass sie in ihrem Glauben nicht eine Art von Metaphysik, sondern nur die Anerkennung einer zweifellosen Thatsache sehen. Diese Auffassung ist geradeso unvermeidlich wie die, dass die Sonne auf- und untergehe, freilich auch ebensowenig zuverlässig. Wenn wir von der philosophischen Schulung absehen, ändert Bildung und Gelehrsamkeit höchstens den Ausdruck, nicht die Ueberzeugung selbst. Der Christ glaubt an die materielle Welt geradeso wie der Heide, der Naturforscher geradeso wie der Bauer, d. h. sie glauben an die Realität einer todten Masse. Der Eine denkt an das, was er mit den Augen sieht, der Andere an die Abstractionen der wissenschaftlichen Physik, aber das macht keinen grossen Unterschied, es bleibt immer dabei, dass die Hauptsache ein passives Etwas ist. Dieser Materialismus wird beim Unbefangenen durch einen ebenso natürlichen Spiritualismus ergänzt. Er sieht innerhalb der todten Masse die Einzelwesen, deren Natur in dem Sinne als

Activität erscheint, wie die Natur jener Masse als Passivität, und die eben darum lebendig genannt werden. Lebensgeister, Seelen sind ihnen eigen, und so tritt der Materie der in Tropfen über sie hingestreute Geist entgegen. Dass der Dualismus gar nicht zu vermeiden ist, zeigen die Sprachen, die ihn alle voraussetzen.

Auch alle Religionen setzen ihn voraus. Bei den älteren ist die Hyle von vornherein selbständig; die christliche Lehre möchte dem Geiste die Ehre geben, und behauptet eine Schöpfung der Welt aus nichts, aber auch für sie ist die einmal erschaffene materielle Welt ein Ding an sich. Der populären Auffassung suchen sich einzelne Denker zu entziehen. Verhältnissmässig frühzeitig hat das Verlangen nach Einem Princip, nach Monismus, wie man heute sagt, den Materialismus im engeren Sinne entstehen lassen, spät erst und mit unvollkommenem Erfolge haben sich idealistische Auffassungen Bahn zu brechen versucht. Mit der Grundansicht wird auch das Urtheil über das Unbewusste wechseln. Verhältnissmässig leicht scheint sich der Dualist herausziehen zu können. Wenn er voraussetzt, dass die Bewusstheit dem seelischen Geschehen nicht wesentlich ist, so braucht er nur anzunehmen, dass in der Seele dieselben Vorgänge bald bewusst, bald unbewusst ablaufen können, und dass sie in dieser und jener Form auf das Körperliche einwirken oder von ihm verändert werden können. Im Bilde kann dann die Seele einem Manne verglichen werden, dessen rechte Hälfte im Lichte, dessen linke in Finsterniss ist; er sieht zwar nur seine rechten Glieder, aber die rechten und die linken machen dieselben Bewegungen. Freilich liegt es auf der Hand, dass eine solche Auffassung nur bei einigen der Probleme zulässig ist, dass sie besonders dem Triebleben gegenüber versagt und daher ernsthaft nicht in Betracht zu ziehen ist. Der Materialist sagt: Es kommt ja nur darauf an, was im Gehirn vor sich geht; fällt ein Stück der sogenannten seelischen Vorgänge weg, so schadet das gar nichts, wenn nur die Gehirnthätigkeit nicht unterbrochen wird. Um der Absurdität des alten Materialismus zu entgehen, kann man Kantische Begriffe anwenden. Die materielle oder Sinnen-Welt ist nur eine unseren Formen des Anschauens und Denkens angepasste Erscheinung, aber auch das der inneren Beobachtung Zugängliche ist nur Erscheinung desselben unbekannten Dings an sich. Da wir offenbar so organisirt sind, dass wir uns besser der äusseren Sinne als des inneren Sinnes bedienen können, ist es begreiflich, dass die Reihe von Signalen, die wir auf eine materielle Welt beziehen, vollständiger ist als die innere Reihe, deren Lücken wir das Unbewusste nennen. Der moderne Naturforscher, der in seinem Herzen Materialist ist, aber eine Aussage über das Verhältniss von Materie und Seele ablehnt, dagegen den „psychophysischen Parallelismus" in dem Sinne anerkennt, dass er neben einem kleinen Theile der realen Vorgänge seelische Begleiterscheinungen nebenher laufen lässt, dieser mag sich auf die Thatsache der Schwelle beziehen. Die psychophysischen Processe müssen eine gewisse Stärke haben, um die Schwelle übersteigen zu können, viele bleiben bei abgewandter Aufmerksamkeit unter der Schwelle. Nun könnte es sein, dass ein gewisser Grad von Geschwindigkeit dasselbe bewirkte, dass dann Lücken der seelischen Vorgänge einträten, die etwa durch ein Spannungsgefühl ausgefüllt würden, und dergleichen mehr. Andere können sagen, das Kennzeichen seelischer Vorgänge sei die vollendete Anpassung des Handelns oder Reagirens an die wechselnden Umstände. Diese Art von Reaction komme nur bestimmten Theilen des Gehirns zu. Weiter könne man nichts darüber sagen; nur dann, wenn ein Theil dieser Vorgänge „in das Bewusstsein fällt", stelle es sich heraus, dass sie von innen her in psychologischer Art beschrieben werden können. Jedoch sei das unwesentlich, die Hauptsache bleibe doch die vollendete Anpassung an die Umstände im Gegensatze zu der einförmigen Reaction anderer Theile des Nervensystems, die mehr der menschlicher Maschinen gleiche. Es giebt ferner „Monisten", die auch nur verkappte Materialisten sind, etwa die seelischen Vorgänge als „Spiegelung" der realen bezeichnen, oder andere unklare Ausdrücke anwenden. Auch diesen kommt es nur darauf an, dass die materielle Reihe nicht unterbrochen wird. Es liessen sich wohl noch andere Meinungen anführen, aber es mag genug sein. Soviel ist sicher, dass für die Mehrzahl der Erklärer die Lücken des seelischen Zusammenhanges, die

die psychologische Beobachtung aufweist, wirkliche Lücken, Unterbrechungen sind, während sie den Zusammenhang der realen Vorgänge für unversehrbar halten. Die materielle Welt ist ihnen die Hauptsache, die seelische ein Anhang von fraglicher Bedeutung, und wollen sie ehrlich sein, so müssen sie das Seelische für recht überflüssig erklären, da die Welt ohnedem ganz ebenso gut ihren Gang ginge. Manchmal hat man den Eindruck, als ob die Geringschätzung des Seelischen durch einen gewissen Fanatismus getragen würde, der sich einerseits auf Opposition gegen andere Einseitigkeit, andererseits auf eine Art von Askese zurückführen lassen möchte. Die Begeisterung für die Physik ist so gross, dass der physikalischen Welt allein alle Ehre gegeben wird, und die Herzensbedürfnisse des natürlichen Menschen für Quark gehalten werden. Die Welt wird zu einem etwas langweiligen, aber exact gearbeiteten mechanischen Werke, in dem ein paar Seelchen wie verlorene Fünkchen zwecklos umherirren. Die naturwissenschaftlich Gebildeten können auch gar nicht anders denken, da ihnen zwar die Auffassung der materiellen Welt als eines Ganzen geläufig ist, das Seelische aber in jedem Einzelwesen als ein Einzelnes, Abgerissenes erscheint. Jedes beseelte Einzelwesen ist ein Kästchen, das ein bischen Seele einschliesst, aber gut verschlossen ist. Im Grunde dürften auch die meisten Dualisten dieser Ansicht sein. Das versteht sich ja bei den Monadologen von selbst. Man sollte meinen, dass der Glaube an Gott der Zersplitterung entgegen wäre, da doch alle Einzelnen durch ihren Zusammenhang mit der Gottheit verbunden sein müssen. Aber die Gläubigen machen sich gewöhnlich die Vorstellung, als stünden sie Gott wie einem Anderen gegenüber, etwa so wie das Kind seinen Vater bittet und sich von ihm leiten lässt. Die Mystiker nehmen zwar eine reale Vereinigung mit dem Göttlichen an, aber sie pflegen nüchternen Ueberlegungen abgeneigt zu sein. Alle scheuen sich davor, die Gottheit allzu sehr in die Welt hereinzuziehen, sie mit dem Geringen und Schlechten in Zusammenhang zu bringen. „Kümmert sich etwa Gott um die Ochsen?“ sagt der Apostel Paulus (1. Cor. 9, 9).

Der idealistische Monismus.

Ganz anders sieht die Sache aus, wenn wir den Muth haben, den Geist für die Substanz der Welt und die materielle Welt nur für sein Kleid zu halten. Es ist wahr, es gehört Muth dazu. Sehen wir uns selbst an, so steht auf der einen Seite das Wunderwerk des Organismus, eine kleine Welt für sich, und auf der anderen finden wir ein in der Regel recht dürftiges Gewebe von eintönigen Gefühlen und Gedanken. Und doch zeigt die Erfahrung, dass der Geist der Herr ist, das Andere ihm dient. Halten wir uns nur an das Sichtbare, so ergiebt sich doch, dass dieser unscheinbare Geist die ganze Oberfläche der Erde umgestaltet. Es ist nun eine wunderliche Annahme, dass die Menschen den Geist für sich gepachtet haben sollten, während die grosse Welt sich ohne ihn behelfen muss. Vielmehr liegt es viel näher, anzunehmen, dass es so wie im Menschen auch im Grossen hergehe, und der Geist überhaupt der Herrscher sei. Ist es so, dann kann es nicht in einer todten Welt ein paar Gehirnzellen mit „Spiegelungen" geben, sondern es muss der Geist in Allem sein. Wie der Betrachtung von aussen der menschliche Geist als ein Geflecht von Nervenfasern mit Nervenzellen erscheint, so muss alles Materielle die Erscheinung eines Seelischen sein, und das Seelische wird in dem materiellen Zusammenhange sein Bild haben, ebenso ein Ganzes sein, das nur gegliedert, nicht zerrissen ist. Bei dieser Auffassung, die man als idealistischen Monismus bezeichnen kann, haben wir den Vortheil, dass wir auf dem Boden der Erfahrung bleiben, die principia nicht vermehren. Spinoza lehrte eine Substanz mit zwei Attributen, der Ausdehnung und dem Denken. Wir könnten dann sagen, das Denken ist die Substanz, die Ausdehnung das Attribut, d. h. die Form, in der innerhalb des Ganzen ein Theil dem anderen entgegentritt. Bei dieser Hypothese, die natürlich anthropomorphistisch ist, auf einem Analogieschlusse beruht, ist es das Wichtigste wie bei jeder Analogie, vorsichtig von Gleichem auf Gleiches, von Ungleichem auf Ungleiches zu schliessen. Mit anderen Worten, wir dürfen menschenähnliche Seelenzustände nur da suchen, wo überhaupt Menschenähnlichkeit besteht, und deshalb, weil diese nicht weit reicht, werden auch unsere Schlüsse auf die Art des Inneren nicht weit reichen. Es bleibt uns dann nichts übrig, als im Sinne des Principes die jedem Seelischen eigenen Vorgänge vorauszusetzen und das Uebrige dahingestellt sein zu lassen. Damit wird auch am besten wohlfeilen Einwänden begegnet. Man muss sich da auf allerhand gefasst machen. z. B. auf die geistreiche Frage nach dem Seelenleben eines Tisches, während doch nur von inneren Zuständen der einzelnen Holztheilchen gesprochen werden kann. Ein ernsthafteres Bedenken ist das, dass man wohl die grossen Eiweiss-Moleküle, deren jedes 60 und mehr Kohlenstoff-Einheiten enthalten mag, wegen ihrer Leichtzersetzbarkeit mit den flüchtigen Seelenvorgängen in Beziehung bringen könne, nicht aber die einfacheren und besonders nicht die festbeharrenden unorganischen Körper. Jedoch kann unsere Unwissenheit der Möglichkeit keine Grenze setzen, und wir müssen bedenken, dass von den hochzusammengesetzten Stoffen Stufen zu den einfachen führen, dass alle als aus denselben Elementen gebildet gedacht werden, dass somit grundsätzlich allen die gleiche metaphysische Bedeutung zugemuthet werden darf. Wir unterliegen bei solchen Betrachtungen leicht der Macht der Gewohnheit. Die physikalisch-chemischen Bilder sind uns vertraut, wir glauben die Moleküle als Tedraeter, Hexaeder u. s. w. vor Augen zu sehen, und es kommt uns deshalb vor, als verstünden wir die physikalischen Vorgänge. Wir vergessen dann, dass die ganze Physik nichts ist als die Ausdeutung von sinnlichen Wahrnehmungen, auf die wir zwar mit einer gewissen Nothwendigkeit geführt werden, die aber schwerlich wörtlich zu nehmen ist. Wenn z. B. die Hypothese, dass es ausser unserem Wahrnehmungsraume noch einen an sich seienden Raum gebe, falsch ist, was bleibt von dem „naturwissenschaftlichen Weltbilde“? Es bleibt im Grunde nur die unverbrüchliche Gesetzlichkeit, und es ist nicht einzusehen, warum diese auf ihre Art nicht ebenso gut einer seelischen Welt zukommen soll wie irgend einer Realität. Schwindel erregt freilich der Gedanke an die Mannigfaltigkeit des uns verborgenen seelischen Lebens. Unser eigenes Innenleben ist geknüpft an oder wiedergegeben durch ein System von Ganglienzellen und Nervenfäden. Da wir der Annahme einer Zellenseele nicht ausweichen können, ist zu schliessen, dass jedem Systeme von Zellen ausser den Einzelseelen eine Gesammtseele zuzuschreiben sei. Offenbar aber ist die Zelle nicht die letzte organische Einheit. Da sich aus der Keimzelle der ganze Organismus entwickelt, so muss er irgendwie schon darin stecken, wenn wir es auch nicht sehen. Es ist daher ganz berechtigt, die Structur einer Zelle für ebenso mannigfaltig zu halten, wie die der zusammengesetzten Organismen, und damit ihr eine ähnliche Seelenmannigfaltigkeit zuzuschreiben. Nicht anders ist es nach oben vom Menschen. An die Systeme von Organismen überhaupt, an die von Menschen insbesondere, sind Gesammtseelen zu knüpfen, nicht in dem bildlichen Sinne, wie wir heute etwa von einer Volkseele reden, sondern in allem Ernste. Und diese erschlossene „wahre Welt" ist durchaus nicht phantastisch, wie die bequeme Ausflucht lautet, sondern es handelt sich um Folgerungen, denen sich Keiner entziehen kann, wenn er die ersten Schritte auf dem Wege gebilligt hat.

Die metaphysikalische Betrachtung führt also darauf, dass das Einzelwesen ebenso seelisch als Theil grösserer Einheiten anzusehen ist, wie es physikalisch mit seiner Umgebung verbunden ist.

Im Bilde sehen wir das geistige Leben als ein weites wogendes Meer, und das Bewusstsein der Einzelwesen mag man einem schwimmenden Lichtpünktchen vergleichen. Soweit wie seine Leuchtkraft reicht, reicht sein Gesichtskreis, d. h. das, was der Einzelne seine Seele nennt, aber auch das, was ihm dunkel vorkommt, ist mit ihm gleicher Art und nicht von ihm abgeschieden. Die uns unbewussten seelischen Vorgänge sind somit als solche zu bezeichnen, die über den Lichtkreis unseres Bewusstseins hinausgreifen, oder von vornherein ausserhalb von ihm ablaufen und etwa nur in ihren Folgen in ihn hereingreifen. Das aber ist nur möglich, weil unser Seelisches von anderem Seelischen umschlossen ist, einen Ausschnitt aus einer grösseren Einheit darstellt. Es ist allerdings ausserordentlich schwer, für diese Verhältnisse, die wir nur ahnen können, geeignete Worte zu finden. Vielleicht liegen die Verhältnisse bei den Trieben der Thiere am deutlichsten. Es giebt z. B. Insekten, bei denen das Weibchen seine Eier an einer Stelle ablegt, wo die auskriechenden Larven sofort Nahrung finden, und dann stirbt. Es ist ersichtlich, dass das Thier ohne Verständniss handelt. Es ist ebenso ersichtlich, dass die darwinistischen Erklärungsversuche scheitern, denn diese müssen annehmen, dass von den weiblichen Insekten zufällig einmal eins oder einige die Eier an dem geeigneten Orte niedergelegt haben, dass alle Larven umgekommen sind bis auf diese wenigen, dass diese aber durch Vererbung zu dem Triebe, die Eier an dem geeigneten Orte abzulegen, gelangt sind. Eine einmalige zufällige Handlung kann aber nicht vererbt werden. Vererbung wäre nur dann möglich, wenn das zuerst richtig handelnde Thier schon aus einer besonderen Anlage heraus richtig gehandelt hätte, d. h. wenn der zu erklärende Trieb schon dagewesen wäre*). Andererseits ist ersichtlich, dass eine vernünftige Handlung vorliegt. Es muss also die Vernunft, die im Thiere nicht ist, wo anders gesucht werden. Man kann auch sagen, zur vollständigen Handlung gehören 1) Setzen des Zieles, 2) Erkenntniss der Mittel, 3) Anwendung der Mittel; nur 3) gehört dem Thiere, wem gehören 1) und 2)? Die alte Erklärung ist die, Gott habe bei Erschaffung der Thiere ihnen die Triebe eingepflanzt, und diese würden thätig, wenn bestimmte Sinnesreize eintreten. Man sieht jedoch ein, dass sich die Vorstellung von dem Triebe als einem Maschinchen deshalb nicht halten lässt, weil je nach den einzelnen Umständen das Handeln des Thieres abgeändert werden muss, soll der Zweck erreicht werden. Es ist z. B. sicher, dass der zum ersten Male bauende Vogel nicht weiss, was er thut; trotzdem passt er sich in sehr geschickter Weise den Umständen an, berücksichtigt die Oertlichkeit, das vorhandene Material, die etwa eintretenden Gefahren, u. s. w., als ob er wüsste, wozu seine Mühe dient. Gott muss also fortwährend thätig sein, das Thierchen sozusagen bei jedem Schritte leiten. Das aber ist im Grunde nichts anderes, als was hier behauptet wird, wenn

*) Ich will im Uebrigen auf die darwinistischen Erörterungen über die Triebe nicht eingehen. Sie sind von einem so vollkommenen Misserfolge begleitet gewesen, sind schon wiederholt so gründlich widerlegt worden, dass man die Angelegenheit als erledigt ansehen kann. Die Phrase von den „ererbten Gewohnheiten“, die, wie unser Beispiel zeigt, von recht wenig Nachdenken Kunde giebt, gehört zu den Curiositäten der Psychologie.

wir sagen, eine höhere geistige Macht wirkt in dem Thiere und durch das Thier. Der bescheidene Ausdruck „höhere Macht“ deutet gleich an, dass zwischen der höchsten Instanz und dem irdischen Einzelwesen ein System von Zwischengliedern gedacht werden muss. Deutet das Triebleben auf eine nächsthöhere Einheit, so darf man bei dem, was der Wahrnehmung vorausgeht und dem Willen zur Bewegung folgt, an untergeordnete Seelenthätigkeiten denken, sozusagen Unterbehörden. Es fällt einem bei solchen Betrachtungen ja immer das Bild vom Staate ein, in dem der Herrscher das Ich ist, die geheimen Räthe aber manches selbständig besorgen, zwar im Sinne des Herrschers, aber ohne sein Wissen. In der Nervenphysiologie erregt dieses Bild auch gar keinen Anstoss. Psychologisch kann es nur bedeuten, dass unserer Seele Unterseelen dienen. Freilich muss dann auch hinzugefügt werden, dass der Herrscher nicht souverain ist, sondern Vasall eines grösseren Reiches. Diese Beschränkung liegt ja auch im Sinne der Naturbetrachtung. Immerhin kann man dem Freiheitgefühle des Ich auch von unserem Standpunkte aus eine gewisse Berechtigung insofern zuschreiben, als jedes Einzelwesen etwas Neues, noch nie Dagewesenes ist, seine Handlungen daher auch etwas Neues, auch für die höchste Weisheit nicht vollständig Vorauszusehendes sind.

Dass die geistige Thätigkeit, deren Theil ich bin, als bewusste zu bezeichnen sei, nehme ich hauptsächlich deshalb an, weil ich mir überhaupt nur Thätigkeit eines Ich als geistige denken kann. Nimmt man der geistigen Thätigkeit dieses wesentliche Merkmal weg, so bleibt meines Erachtens etwas Undenkbares übrig, das man eben so gut als X, als Ding an sich oder mit irgend einem auf das Unbekannte deutenden Namen bezeichnen kann. Ob Andere unter dem an sich Unbewussten etwas zu denken vermögen, das weiss ich nicht. Ich habe mich ein Menschenalter durch darum bemüht, komme aber nicht vorwärts. Wenn Hartmann von den Plänen, der Vorsehung des Unbewussten spricht, so höre ich Worte, aber „der Sinn hat keine Schwingen.“ Gewiss wird das Bewusstsein höherer Einheiten nicht dem des Menschen gleichen, und je höher wir in Gedanken aufsteigen, zu immer unfassbareren Gebilden werden wir gelangen. Mag man, um den naiven Anthropomorphismus zurückzuweisen, von Ueberbewusstsein reden, darauf kommt es nicht an, es kann doch nur auf Vervollkommnung, Erweiterung, Erhöhung des Ich hinauslaufen.

Schluss. Ich breche ab und versuche nur noch, den Hauptinhalt des Aufsatzes in einige kurze Sätze zu drängen.

Empirische Psychologie ist die auf Erfahrung allein begründete Seelenkunde. Erfahrung ist hier aber nichts als Beobachtung unser selbst. Daran ändern alle naturwissenschaftlichen Bestrebungen nichts, denn indirecte Beobachtungen, Messungen, Versuche geben wohl über das Wieviel, aber nicht über das Was Aufschluss.

Die Beobachtung ergiebt, dass nur ein Theil der Seelenvorgänge uns als klar erscheint, nämlich die in logischer Form, ein anderer Theil einen mehr oder weniger räthselhaften Charakter hat, dass auch jener Theil durch Lücken unterbrochen ist, und dass ein fortlaufender seelischer Zusammenhang nicht existirt. Es ist auch ersichtlich, dass die Thierseele, die wir uns durch Hineinlegen logischer Folgen verständlich zu machen suchen, deshalb, weil die Erfahrung uns kein Recht zur Annahme einer thierischen Begriffsverwerthung giebt, unserem Verständnisse verschlossen bleibt.

Bei diesem Zustande der Dinge ist Jeder, der die dem Psychologen gestellten Fragen beantworten will, genöthigt, zu Schlüssen zu greifen, die über die Erfahrung hinausgehen, d. h. zur Metaphysik. Das geschieht auch jederzeit, nur dass der metaphysikalische Charakter der Hypothesen nicht zugegeben wird und materialistische Voraussetzungen unbesehen aufgenommen werden.

Es treten schliesslich zwei Ansichten einander gegenüber, die materialistische (im weiteren Sinne), und die idealistische. Jene geht dahin, dass das wahrhaft Wirkliche die physikalische Welt sei, d. h. das Geschehen nach physikalischen Gesetzen, und sie muss die Seelenvorgänge als nutzlose Nebenvorgänge betrachten, die neben einigen wenigen physikalischen Vorgängen nebenher laufen. Während diese aus nur ursächlich verknüpften Veränderungen bestehen, täuschen wir uns ein Handeln vor, d h. ein Verfolgen von Zwecken. Nach dieser Auffassung sind die Lücken im seelischen Zusammenhange wirkliche Lücken, nur das Physikalische (die Gehirnvorgänge) ist lückenlos.

Für die idealistische Ansicht ist der seelische Zusammenhang wirklich, und wir erkennen ihn nur deshalb nicht, weil er in der Hauptsache ausserhalb unseres Bewusstseins ist. Ihr ist das, was wir unsere Seele nennen, nur ein Ausschnitt aus einem einheitlichen Seelenreiche. Die Lücken oder die für uns unbewussten Seelenvorgänge sind nicht nichts, sondern Vorgänge in einem anderen Bewusstsein. Unsere Logik ist nur die Form, in der unserem Bewusstsein das geistige Leben verständlich wird, in dem für uns Unbewussten aber herrscht das Logische auch, nur ohne jede Form. Wir dürfen daher mit Recht die uns dunkeln Seelenvorgänge in uns und in den Thieren in die Formen unserer Logik übersetzen, wenn wir nur dessen eingedenk bleiben, dass das eigentlich Denkende und Handelnde dann nicht das Ich der uns bekannten irdischen Einzelwesen ist, dass dieses vielmehr nur Organ ist. Nicht das Thier denkt eigentlich, aber Es denkt in ihm.

Es ist nicht zu leugnen, dass dem oberflächlichen Betrachter gegenüber der scheinbaren Klarheit der materialistischen Auffassung die idealistische als schwierig und unklar vorkommen mag, aber es ist wie bei der Tugend: Der breite bequeme Weg führt nicht zum rechten Ziele, sondern der enge mühsame. Das kann man jedenfalls sagen, dass nur auf diesem Wege der gesuchte psychologische Zusammenhang zu finden ist.

Heynemann'sche Buchdruckerei (Gebr. Wolff), Halle a. S.

Made in the USA
Monee, IL
04 November 2026

67388663R00046